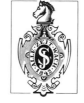

H. Kretschmer

Traumatologie der peripheren Nerven

Mit 73 Abbildungen

Springer-Verlag
Berlin Heidelberg New York Tokyo 1984

Professor Dr. med. HUBERT KRETSCHMER
Chefarzt der Neurochirurgischen Abteilung
des Knappschafts-Krankenhauses
Dorstener Straße 151
4350 Recklinghausen

ISBN 3-540-13527-8 Springer-Verlag Berlin Heidelberg New York Tokyo
ISBN 0-387-13527-8 Springer-Verlag New York Heidelberg Berlin Tokyo

Satz, Druck und Bindearbeiten: Brühlsche Universitätsdruckerei, Gießen
2122/3130-543210

Vorwort

Nervenverletzungen nehmen in der Traumatologie zahlenmäßig eine nicht unbedeutende Stellung ein. Da sie nicht lebensbedrohlich erscheinen, wird ihnen in der Akutphase oft wenig Aufmerksamkeit gewidmet. Die resultierenden Funktionsstörungen können aber in der Folgezeit die äußeren Lebensbedingungen des Verletzten stark beeinträchtigen, manchmal sogar die Funktionstüchtigkeit einer ganzen Extremität infrage stellen. Auch die okkult-traumatischen Nervenläsionen (Kompressions-Syndrome) mit chronischen Schmerzen und Funktionsstörungen bleiben häufig unerkannt oder werden nicht adäquat behandelt.

Nervenläsionen unterschiedlichster Genese gelangen aber primär nicht zum Spezialisten, der mit ihnen vertraut ist, sondern in die Unfallambulanzen oder zum Allgemeinarzt. Die Monographie wendet sich deshalb an den jüngeren Arzt, vor allem in der Allgemein- und Unfallchirurgie, und soll mit den wichtigsten Grundzügen der Nervenchirurgie und den speziellen Krankheitsbildern und ihrer Behandlung bekannt machen.

Das Buch beginnt mit einer kurzen Darlegung der anatomischen Grundlagen, Mechanogenese und Klassifizierung der Nervenverletzungen, um dann das diagnostische Vorgehen zu schildern. In weiteren Kapiteln werden die allgemeinen Behandlungsgrundsätze (Indikationsstellung, Operationszeitpunkt usw.) dargestellt, sodann folgen die speziellen Operationstechniken und die Weiterbehandlung. Im speziellen Teil werden die einzelnen peripheren Nerven abgehandelt, beginnend mit einer kurzen Darstellung der topographischen Anatomie, der Klinik und der Therapie; dabei wurden die typischen Kompressions-Syndrome mitberücksichtigt. Zur Illustration wurden schematische Strichzeichnungen gewählt, die auf die wichtigsten topographischen Bezüge hinweisen, einen anatomischen Atlas aber nicht ersetzen sollen. Im Literaturverzeichnis findet der Interessierte eine begrenzte Auswahl weiterführender Arbeiten.

Recklinghausen, im Sommer 1984   H. KRETSCHMER

Inhaltsverzeichnis

1   Bauplan der peripheren Nerven   1

2   Mechanogenese, Klassifikation und Heilungsvorgänge . .   5

3   Diagnostik   11
    3.1   Klinische Untersuchung   11
    3.1.1 Motorik   11
    3.1.2 Reflexstatus   14
    3.1.3 Sensibilität   14
    3.1.4 Sensible Reizerscheinungen   18
    3.1.5 Vasomotorik und Trophik   20
    3.2   Instrumentelle Untersuchungen   20
    3.2.1 Elektromyographie (EMG)   21
    3.2.2 Nervenleitgeschwindigkeit (NLG)   21
    3.2.3 Reizstromdiagnostik   22
    3.2.4 Röntgendiagnostik   23

4   Allgemeine Behandlungsgrundsätze   25
    4.1   Konservative Behandlung   25
    4.2   Operative Behandlung   26
    4.2.1 Indikationsstellung   26
    4.2.2 Operationszeitpunkt   28
    4.2.3 Allgemeine Operationstechnik   30
    4.2.4 Mikrochirurgische Technik und Hilfsmittel   32
    4.3   Spezielle Operationstechnik   33
    4.3.1 Neurolyse und Nervenverlagerung   33
    4.3.2 Nervennaht   35
    4.3.3 Überbrückung von Nervendefekten   39
    4.3.4 Ersatzoperationen   44
    4.4   Postoperative Weiterbehandlung   46
    4.5   Ergebnisse der Nervenoperationen   47

5   Spezielle Traumatologie der peripheren Nerven   51

    5.1   Nervenschädigungen an der oberen Extremität . .   51
    5.1.1 Plexus brachialis   51
    5.1.2 N. radialis   70
    5.1.3 N. axillaris   79
    5.1.4 N. musculocutaneus   81
    5.1.5 N. medianus   84
    5.1.6 N. ulnaris   98
    5.1.7 Kombinierte Medianus-Ulnaris-Schädigung 110
    5.1.8 Fingernerven 112
    5.1.9 N. thoracodorsalis 113
    5.1.10 N. thoracicus longus 114
    5.1.11 N. suprascapularis 114
    5.1.12 N. subscapularis 115
    5.1.13 N. dorsalis scapulae 116
    5.1.14 Nn. pectorales 116
    5.2   Nervenschädigungen an der unteren Extremität . . 117
    5.2.1 Plexus lumbosacralis 117
    5.2.2 N. genitofemoralis 119
    5.2.3 N. ilioinguinalis 119
    5.2.4 N. iliohypogastricus 120
    5.2.5 N. cutaneus femoris lateralis 120
    5.2.6 N. obturatorius 123
    5.2.7 Nn. glutaei 125
    5.2.8 N. pudendus 126
    5.2.9 N. cutaneus femoris posterior 126
    5.2.10 N. femoralis 126
    5.2.11 N. ischiadicus 131
    5.2.12 N. peronaeus communis 136
    5.2.13 N. tibialis 142

Literatur 149

Sachverzeichnis 157

1 Bauplan der peripheren Nerven

Der generelle Bauplan eines peripheren Nerven ist in den Abb. 1 und 2 wiedergegeben. Funktionelle Einheit ist das Neuron, bestehend aus der Ganglienzelle, die über ihre Neuriten (Nervenfaser, Achsenzylinder, Axon) mit dem Erfolgsorgan in Verbindung steht. Der Ursprung der Neuriten liegt im Rückenmark (motorische Fasern), den Spinalganglien (sensible Fasern) oder den sympathischen Ganglien (postganglionäre sympathische Fasern). Die einzelnen Axone werden von den Schwannschen Zellen (Myelinscheide), der Endoneuralscheide und einer zarten Bindegewebsschicht (Endoneurium) umgeben. Mehrere Nervenfasern werden jeweils durch das perineurale Bindegewebe zu einem Faserbündel (Faszikel) zusammengefaßt, die die makroskopische Einheit des peripheren Nerven darstellen. Aus dem

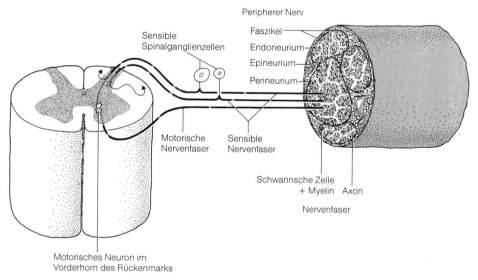

Abb. 1. Ursprung und Aufbau des gemischten peripheren Nerven

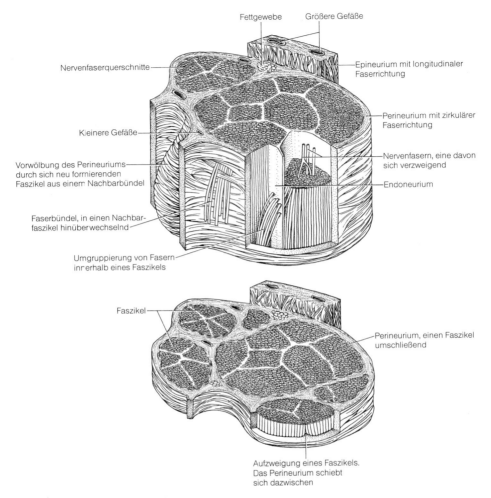

Fettgewebe   Größere Gefäße

Nervenfaserquerschnitte

Epineurium mit longitudinaler Faserrichtung

Perineurium mit zirkulärer Faserrichtung

Kleinere Gefäße

Nervenfasern, eine davon sich verzweigend

Vorwölbung des Perineuriums durch sich neu formierenden Faszikel aus einem Nachbarbündel

Endoneurium

Faserbündel, in einen Nachbarfaszikel hinüberwechselnd

Umgruppierung von Fasern innerhalb eines Faszikels

Faszikel

Perineurium, einen Faszikel umschließend

Aufzweigung eines Faszikels. Das Perineurium schiebt sich dazwischen

Abb. 2. Schematische Darstellung des peripheren Nerven mit seinen Hüllschichten. [Nach Hippéli R (1960) Plastische Histologie. Dr. K. Thomae, Biberach/Riß]

Zusammenschluß mehrerer Faserbündel, eingehüllt in das lockere epineurale Bindegewebe, setzt sich schließlich der periphere Nerv zusammen.

Die makroskopische Betrachtung eines peripheren Nerven läßt demnach von außen zunächst eine bindegewebige Hüllschicht erkennen (Epineurium). Nach innen folgt dann eine weitere, festere Bindegewebsschicht (Perineurium), die den Nervenquerschnitt septenartig in unterschiedlich viele Faszikelbündel aufteilt. Der Raum zwischen den Faserbündeln wird

durch lockeres Bindegewebe (Endoneurium) ausgefüllt. Die Nervenfaser-
bündel wechseln in Zahl, Größe und topographischer Anordnung im Verlauf des peripheren Nerven. Die einzelnen Bündel, die Nervenfasern verschiedener Herkunft und Bestimmung enthalten, ändern ihre Position fort-
laufend (innere Plexusbildung). Die Plexusbildung ist nicht seitenkongru-
ent und auch beim gleichen Nerven verschiedener Menschen inkonstant.
Diese anatomische Tatsache ist für die Nervenchirurgie von großer praktischer Bedeutung. Nach distal zu tritt zunehmend eine topographische Ordnung der Fasern verschiedener Qualitäten ein. Es bilden sich erkennbare
Faszikelgruppen, die in drei Erscheinungsformen auftreten (nach MILLESI):

- *monofaszikulär:*
  der Nervenquerschnitt besteht aus einem großen Faszikel;
- *oligofaszikulär:*
  mehrere große Faszikel sind darstellbar;
- *polyfaszikulär:*
  der Nerv enthält zahlreiche Faszikel, die manchmal zu größeren Gruppen zusammengefaßt sind.

Von praktischer Bedeutung ist auch die Gefäßversorgung der Nerven.
Sie erfolgt von Gefäßen, die aus der Nachbarschaft in das epineurale Bindegewebe eintreten und sich T-förmig in auf- und absteigende Äste teilen.
Zwischen oberflächlichen und tiefen Ästen bestehen zahlreiche Anastomosen, die einen Kollateralkreislauf bilden. Größere Nervenstämme haben eigene, mit den Nerven verlaufende Gefäße.

2 Mechanogenese, Klassifikation und Heilungsvorgänge

Nervenverletzungen treten bei etwa 20–30% aller Berufs-, Verkehrs- und Sportunfälle auf. Oft sind aber bei frischen Unfällen die Begleitverletzungen der Nachbargewebe (Knochen, Gefäße, Sehnen, Muskulatur) auffälliger, so daß die Nervenschädigung anfangs nicht selten übersehen wird; die resultierenden Ausfallerscheinungen machen sich dann erst in der Folgezeit stärker bemerkbar.

Häufigste *Schädigungsursachen* sind Schnitt- und Stichverletzungen. Typische Traumafolgen sind auch Plexusverletzungen bei Motorradunfällen und Radialisverletzungen bei Oberarmfrakturen. Auch andere Nerven sind bei Knochenbrüchen stark gefährdet, vor allem im Bereich des Ellenbogengelenks (N. ulnaris, N. medianus) und des Unterschenkelschaftes (N. peronaeus), wo es insbesondere bei dislozierten Frakturen zur Dehnung, Zerrung, Anspießung durch Fragmente oder sekundärer Ischämie infolge Hämatom- oder Ödemdrucks kommt. Nervenschädigungen bei Knochenbrüchen treten meist primär, seltener sekundär auf (im Rahmen der konservativen oder operativen Knochenbruchbehandlung). Das Ausmaß der Nervenschädigung hängt auch von der individuellen Struktur des einzelnen Nerven ab: kräftige, faserreiche, polyfaszikuläre Nerven mit reichlichem Epineuralgewebe sind widerstandsfähiger als dünne, oligofaszikuläre Nerven mit geringem Epineurium.

Nicht selten kommt es auch zu iatrogenen Nervenschädigungen, bedingt durch operative Eingriffe, fehlerhafte Lagerung, Injektionen und Punktionen, Verbände, Bestrahlung oder Antikoagulantientherapie.

Eine Sonderform chronisch-mechanischer Nervenschädigungen auf Grund okkulter Traumatisierung stellen die sogenannten Tunnel-Syndrome dar (loge syndromes, entrapment neuropathies), die in anatomisch durch Muskeln, Bänder oder Knochen vorgebildeten Engpässen auftreten (Beispiel: Karpaltunnel-Syndrom). Nicht selten resultieren neurovaskuläre Kompressions-Syndrome durch zusätzliche Gefäßkompressionen (Beispiele: Skalenus-anterior-Syndrom, kostoklavikuläres Syndrom). Bei diesen Schädigungen sind meist mehrere Pathomechanismen kombiniert (Zerrung, Druck, Ischämie).

Hinsichtlich der *Altersverteilung* bestehen keine sicheren Prävalenzen. Das häufige Auftreten im Kindesalter ist auf die starke Unfallgefährdung, den schwach entwickelten Muskelapparat und die zahlreichen suprakondylären Humerusfrakturen zurückzuführen, die zu 1/4 mit Nervenschädigungen einhergehen.

Die *Einteilung der Nervenverletzungen* kann nach verschiedenen Kriterien vorgenommen werden: offen, geschlossen, direkt, indirekt, mit oder ohne Begleitverletzungen. In der Klinik am gebräuchlichsten ist die Einteilung nach SEDDON, allerdings lassen sich nicht alle Läsionen einem der 3 Schädigungstypen zuordnen:

Neurapraxie. Nervenläsion ohne Kontinuitätsunterbrechung und nachweisbare Strukturveränderung, aber kurzdauernder Leitungsunterbrechung. Als Ursache werden lokale Fragmentationen des Myelins und Schwellungen der Markscheiden angenommen. Klinisch besteht eine motorische Lähmung mit nur geringen Sensibilitätsstörungen. Die elektrische Erregbarkeit bleibt intakt. Innerhalb von Tagen bis Wochen erfolgt die Spontanheilung, Dauerschäden bleiben nicht zurück (Beispiele: Schlafdrucklähmung des N. radialis oder des N. medianus).

Axonotmesis. Die reizleitenden Elemente sind bei äußerlich intakter Nervenstruktur durch Kompression oder Quetschung unterbrochen. Während die Achsenzylinder verfallen, bleiben die Schwannschen Scheiden erhalten. Klinisch imponiert diese Schädigungsform als vollständige motorische und sensible Lähmung mit entsprechenden elektrischen Ausfällen (Aufhebung der distalen Nervenleitung, fehlende Fibrillationen). Durch Auswachsen der Axone von proximal nach distal in die intakten Endoneuralrohre kann eine Spontanheilung erfolgen, bei langanhaltender Denervierung sind jedoch Dauerschäden an Muskeln und Gelenken möglich (Beispiele: geschlossene Nervenverletzungen bei Frakturen, Karpaltunnel-Syndrom).

Neurotmesis. Vollständige Kontinuitätsdurchtrennung oder narbige Unterbrechung bei erhaltener Bindegewebshülle. Klinisch findet sich eine vollständige motorische und sensible Lähmung mit nachfolgender Muskelatrophie. Die Elektrodiagnostik ergibt zusätzlich das Fehlen motorischer Aktionspotentiale und den Nachweis von Spontanaktivitäten (Fibrillationen). Ursachen sind offene und geschlossene Traumen. Eine vollständige Regeneration durch Spontanheilung ist nicht möglich.

Eine stärker differenzierende Gradeinteilung, die vor allem die chirurgischen Belange mehr berücksichtigt, wurde von SUNDERLAND angegeben:

Grad 1: Unterbrechung der Leitfähigkeit der Achsenzylinder bei erhaltener Kontinuität. Völliger Ausfall der Motorik, von den sensiblen Funktionen bleibt die Schmerzempfindung erhalten. Wie bei der Neurapraxie ist eine Spontanheilung innerhalb weniger Wochen möglich.

Grad 2: Die Achsenzylinder sind zerstört und degenerieren, die Markscheiden bleiben erhalten. Klinisch besteht ein vollständiger Ausfall der motorischen und sensiblen Funktionen. Schrittweise ist eine Spontanheilung möglich, die aber längere Zeit benötigt.

Grad 3: Bei erhaltenem Epi- und Perineurium besteht eine stärkere Zerstörung der endoneuralen Strukturen mit fibrotischen Veränderungen durch intraneurale Blutungen, Ödeme und Durchblutungsstörungen (palpatorisch nachweisbare Verdickung in Höhe der Verletzungsstelle). Die Spontanrestitution ist oft mangelhaft, häufig ist eine operative Revision erforderlich.

Grad 4: Schwere Schädigung aller Nervenanteile (Bindegewebshüllen und Faszikel), nur einzelne Nervenfasern können erhalten bleiben. Regelmäßig kommt es zu einer intraneuralen Narbe und Neurombildung am proximalen Stumpf, die die Regeneration stark behindern; Spontanheilungen treten nur in Ausnahmefällen ein.

Grad 5: Es besteht eine Totalunterbrechung des Nerven mit Dehiszenz zwischen proximalem und distalem Stumpf sowie Neurombildung am proximalen Stumpf. Spontanheilungen sind nicht möglich.

Auch in dieser Einteilung sind nicht alle Nervenverletzungen unterzubringen, da vielfach kombinierte Läsionen vorliegen (Quetschungen und Zerreißungen neben epi- und endoneuralen Blutungen).

Der heute nicht mehr übliche Begriff der Commotio nervi deckt sich mit der Neurapraxie. Unter einer Contusio nervi, gleichfalls nicht mehr gebräuchlich, versteht man eine schwere Nervenschädigung ohne Kontinuitätsunterbrechung.

Im Anschluß an eine Nervenläsion treten eine Reihe *degenerativer* und *regenerativer Vorgänge* auf, die für das Verständnis des weiteren Ablaufs der Heilungsvorgänge bedeutungsvoll sind. Eine lädierte Nervenfaser kann nur dann regenerieren, wenn sie mit ihrem nutritiven Zentrum, der Ganglienzelle, in Verbindung bleibt. Klinisch ist die Funktionsrückkehr eines verletzten Nerven nur zu erwarten, wenn ein ausreichender Prozentsatz der betroffenen Ganglienzellen durch Regeneration der Axone wieder mit den Erfolgsorganen in der Peripherie in Verbindung kommt.

Der distale Stumpf verfällt zunächst der Degeneration: Auftreibung der Achsenzylinder mit Auflösung der Neurofibrillenstruktur, womit gleichzeitig die Heilung durch Proliferation der Schwannschen Zellen eingeleitet wird (primäre Degeneration). Auch bei erhaltener äußerer Nervenstruktur kommt es aber, bei genügender Schwere des Traumas, zur Wallerschen (sekundären) Degeneration: Anschwellung und Fragmentierung der Achsenzylinder sowie Zerfall der Markscheide distal von der Läsion mit Ausfall der elektrischen Leitfähigkeit. Diese Vorgänge setzen nach 24 (bei dünnen Fasern) bis 48 Stunden ein (bei dickeren Nervenfasern), schreiten mit unterschiedlicher Geschwindigkeit, wiederum abhängig von der Faserdicke, nach distal fort und sind nach etwa 3 Wochen beendet. Aber schon nach etwa 48 Stunden setzt die Proliferation der Schwannschen Zellen mit bandförmiger Anordnung ein (Hanke-Büngnersche Bänder), die die Myelintrümmer phagozytieren und die Remyelinisierung (Aufbau der Markscheide) der auswachsenden Axone einleiten. Auch proximal von der Läsionsstelle tritt eine retrograde Degeneration mit Auftreibung der Achsenzylinder und Proliferation der Schwannschen Zellen ein; bei schweren Traumen kann die Degeneration bis in den Bereich der Ganglienzellen reichen.

Die weiteren Heilungsvorgänge verlaufen in typischer Reihenfolge. Die nach Nervendurchtrennung entstandene Lücke füllt sich zunächst mit seröser Flüssigkeit und Blutkoagula. Von beiden Seiten sprossen Fibroblasten und Schwannsche Zellen in die Spalte, überbrücken so die Nervenlücke und bilden damit ein Leitgewebe für die vorwachsenden Achsenzylinder aus dem proximalen Stumpf. Dies erlaubt den Achsenzylindern das Eindringen in die distalen Endoneuralrohre und das weitere Vorwachsen zwischen den Schwannschen Zellen bis in die Peripherie.

Bei größeren Nervenlücken oder Nahtdehiszenz kommt es zum stärkeren Einwachsen von Bindegewebe. Diese Bindegewebsproliferation nimmt ihren Ausgang hauptsächlich vom Perineurium, geringer auch vom Endoneurium. Bei größeren Dehiszenzen kann Bindegewebe auch von der Umgebung einwachsen. Die von proximal auswachsenden Nervenfasern werden abgelenkt und sprossen nach allen Seiten, erreichen nicht die distalen Endoneuralrohre, sondern verfilzen sich konvolutartig zu einem tumorartigen *Regenerationsneurom* (Abb. 3). Das am distalen Stumpf entstehende Nervenknötchen besteht aus den regenerierenden Schwannschen Zellen, ist jedoch wesentlich kleiner und kann sich spontan zurückbilden.

Im Falle der Axonotmesis (Unterbrechung der Nervenfasern mit erhaltener Bindegewebshülle) tritt die Wallersche Degeneration auch ein, da aber die erhaltenen Endoneuralrohre den auswachsenden Nervenfasern als intakte Leitbahnen zur Verfügung stehen und keine bindegewebigen Regenerationshindernisse vorliegen, erreichen die Achsenzylinder schon nach kurzer Zeit die Erfolgsorgane in der Peripherie und eine rasche und vollständige Restitution ist möglich (interfaszikuläre isomorphe Neurotisation). Dagegen können im Falle der Neurotmesis (totale oder subtotale Kontinuitätsdurchtrennung) höchstens sehr kleine Defekte spontan überbrückt werden, doch sind die neugebildeten Faszikel von minderer Qualität (Minifaszikel). Wegen der Unterbrechung der distalen Endoneuralrohre wächst die Mehrzahl der Fasern irregulär weiter (extrafaszikuläre heteromorphe Neurotisation mit Neurombildung). Auch bei der konventionellen Nervennaht haben die Nervenfasern eine neuromatöse Narbenzone zu überwinden. Bei interfaszikulärer Nervennaht und Nerventransplantation kann im Idealfall eine interfaszikuläre Neurotisation mit Wiederherstellung der en-

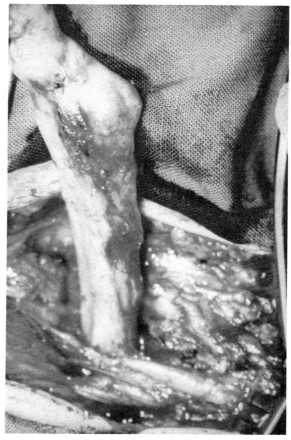

Abb. 3. Regenerationsneurom am N. ischiadicus (Operationsfoto)

doneuralen Gefäßversorgung eintreten, eine anatomische Restitutio ad integrum wird aber auch hier niemals erreicht.

Die Heilungsvorgänge nach Nervenverletzungen werden demnach durch mehrere Faktoren beeinflußt. Die zur Nervenfaser gehörende Ganglienzelle wird zu stärkerer Stoffwechseltätigkeit aktiviert und steuert wahrscheinlich die Aussprossung der Axonregenerate. Schon nach wenigen Tagen kommt es im Bereich des proximalen Stumpfes zum büschelförmigen Auswachsen von Axonsprossen. Diese Axonsprossen orientieren sich an den Leitstrukturen in der Nervenlücke, die um so schneller durchwachsen wird, je enger die Lücke ist, je mehr Schwannsche Zellen in ihr enthalten sind und je weniger Bindegewebe die Aussprossung behindert oder ablenkt.

Nach Erreichen des distalen Stumpfes können die Axonregenerate in die vorhandenen Endoneuralrohre einwachsen und einen neuen Achsenzylinder aufbauen. Die Geschwindigkeit dieses Regenerationsvorgangs beträgt im Durchschnitt 1–2 mm pro Tag – proximal schneller, distal langsamer.

Eine Funktionsrückkehr kann aber erst dann erfolgen, wenn der Achsenzylinder sein Erfolgsorgan erreicht hat und hier keine irreparablen Vorschädigungen vorfindet. Zuvor ist die Ausreifung der Nervenfaser und Neubildung einer Markscheide erforderlich. Diese Vorgänge können jedoch, bei längeren Intervallen zwischen Nervenverletzung und einsetzender Regeneration, durch fortgeschrittene Schrumpfung der Endoneuralrohre stark behindert werden. Auch schon regenerierte Axone können durch Narbenschrumpfung im Nahtbereich (z. B. bei Nervennaht unter Spannung) sekundär geschädigt werden, was die Funktionsrückkehr verzögert oder unmöglich macht. Die Rückkehr der Nervenfunktion ist auch davon abhängig, ob die von proximal regenerierenden Axone ihre adäquaten Erfolgsorgane in der Peripherie erreichen. Andernfalls kommt es zu sogenannten Masseninnervationen mit paradoxen Innervationsmustern. Sogar die gleichzeitige Innervation von Antagonisten und Agonisten ist möglich, die den klinischen Wert der Regeneration zunichte macht.

3 Diagnostik

Auch bei Nervenverletzungen steht die Erhebung der *Anamnese* am Anfang der klinischen Untersuchung. Sie gibt uns Hinweise auf die Art der Gewalteinwirkung, Intervall zwischen Verletzung und Funktionsausfall sowie den Verletzungszeitpunkt. Aus auswärtigen Krankenunterlagen sind Angaben über vorausgegangene chirurgische Eingriffe in der Umgebung des Nerven (Einrichtung von Frakturen und Luxationen, Gefäßunterbindungen, Entfernung von Fremdkörpern) und eventuelle postoperative Komplikationen (Wundinfektion, Dystrophie) zu entnehmen. Bei frischen offenen Verletzungen kann die *Inspektion* der Hautwunde schon Hinweise auf die Art der Nervenverletzung geben, Täuschungsmöglichkeiten bestehen allerdings bei tiefreichenden und schräg verlaufenden Wunden.

3.1 Klinische Untersuchung

3.1.1 Motorik

Nach vollständiger Unterbrechung eines gemischten peripheren Nerven kommt es zur totalen, schlaffen, atrophischen Lähmung der durch ihn versorgten Muskulatur. In der Folgezeit entwickeln sich infolge Überwiegens der nicht gelähmten Antagonisten paralytische Kontrakturen (z. B. Krallenhand bei Ulnarislähmung, Affenhand bei kombinierter Ulnaris-Medianuslähmung). Nach 2–3 Wochen ist die Muskelatrophie eingetreten und erreicht nach 8–10 Wochen ihr Volumen- und Gewichtsminimum. Leicht zu erkennen sind Atrophien an den Mm. biceps, brachioradialis und deltoideus sowie am Unterschenkel. Wenn nicht innerhalb der ersten zwei Monate die Reinnervation einsetzt, bleibt die Denervationsmyatrophie auf einem Endniveau von etwa 1/3 des Ausgangswertes stehen. Das Endstadium des lipomatös-fibrotischen Muskelumbaus ist nach einem Jahr erreicht.

Fehlbeurteilungen der motorischen Ausfälle sind bei gleichzeitigen Sehnen- und Muskelverletzungen möglich, bei denen die aktive Beweglichkeit ebenfalls eingeschränkt ist. Sehnenrupturen können durch akute oder chronische Überbeanspruchung auftreten und betreffen am häufigsten die lange Bizepssehne, die Sehnen der Mm. extensor pollicis longus und flexor pollicis longus, die Patellar- und Achillessehne. Auch Frakturen werden gelegentlich fehlgedeutet, etwa eine Humeruskopffraktur als akutes Schulter-Arm-Syndrom oder zervikales Wurzelsyndrom verkannt. Auch schmerzbedingte Bewegungsstörungen und Muskelatrophien nach langer Ruhigstellung sind differentialdiagnostisch zu erwägen.

Seltener müssen andere organisch bedingte Bewegungsstörungen ausgeschlossen werden:

– *Zentrale spastische Lähmung* bei zerebraler oder spinaler Schädigung mit Ausfall einer gesamten Halbseite oder Extremität, wobei allerdings Muskeltonus und Reflexe gesteigert sind und Pyramidenbahnzeichen auftreten.
– *Nukleäre Lähmung* infolge Schädigung der spinalen Vorderhornganglienzellen und der motorischen Hirnnervenkerne mit peripheren Lähmungen und Muskelatrophien, die nicht auf das Versorgungsgebiet eines einzelnen peripheren Nerven beschränkt sind.
– *Radikuläre Lähmung* durch Läsion einer oder mehrerer Spinalnervenwurzeln; meist sind motorische Vorder- und sensible Hinterwurzel gleichermaßen betroffen. Die resultierenden Ausfälle sind für die einzelnen Spinalwurzeln charakteristisch (Segmentkennmuskeln).
– *Myopathische Lähmungen* bei Störungen des Muskelstoffwechsels nehmen einen chronischen Verlauf und lassen sich leicht von peripheren Nervenläsionen abgrenzen.

SEDDON hat zur quantitativen Festlegung des Lähmungsgrades, vor allem für die Beurteilung und Vergleichbarkeit der Behandlungsergebnisse, folgende Kräfteskala angegeben:

M 0: komplette Lähmung mit fehlender willkürlicher Muskelanspannung;
M 1: geringe Muskelkontraktion ohne Bewegungseffekt;
M 2: Bewegungseffekt bei Ausschaltung der Schwerkraft;
M 3: aktive Bewegung gegen die Eigenschwere;
M 4: aktive Bewegung gegen mäßigen Widerstand;
M 5: volle Muskelkraft gegen starken Widerstand.

Die Anwendung dieser Kräfteskala ist bei den Verletzungen peripherer Nerven nur mit Einschränkungen möglich, da ja ein Nerv meist mehrere Muskeln versorgt; deshalb muß jeder Einzelmuskel geprüft werden, nicht ein synergistischer Bewegungsablauf. Für die wichtigsten Hand- und Fingernerven hat HIGHET deshalb folgendes Schema vorgeschlagen:

N. medianus

M 1: sichtbare Kontraktionen am Unterarm;
M 2: Thenarmuskeln reagieren auf Willkürinnervation;
M 3: deutliche Kontraktion der Thenarmuskeln;
M 4: kräftige Kontraktion der Thenarmuskeln;
M 5: normale Funktion.

N. ulnaris

M 1:   sichtbare Kontraktion der Unterarmmuskeln;
M 2:   Kontraktionen der Hypothenarmuskeln bei Willkürinnervation;
M 2+:   Kontraktionen der Mm. interossei (außer M. interosseus dorsalis I);
M 3:   Kontraktion auch des M. interosseus I;
M 4:   kräftige Kontraktion der Mm. interossei;
M 5:   normale Funktion.

Die objektive Festlegung der motorischen Funktionsausfälle wird durch eine Reihe von *Täuschungsmöglichkeiten* begrenzt:

– Verkennung der Schwerkraftauswirkung (Vortäuschung einer Trizepsfunktion!),
– Mitbeteiligung anderer Muskelgruppen bei Schleuderbewegungen,
– schmerzbedingte Bewegungshemmungen,
– Inaktivitätsatrophie nach langer Ruhigstellung (arthrogene Atrophie).

Noch wichtiger sind die häufigen *Innervationsanomalien,* mit denen falsch interpretierte Spontanheilungen nach Nervendurchtrennung oder ungewöhnlich günstige Resultate nach Nervennähten zu erklären sind; sie können heute durch sorgfältige myographische Untersuchungen erkannt oder ausgeschlossen werden. Innervationsanomalien kommen am häufigsten im Hand-Armbereich vor. So können

– die Daumenballenmuskulatur vom N. ulnaris,
– der M. abductor pollicis vom N. medianus,
– der M. biceps brachii vom N. medianus,
– der M. flexor carpi radialis vom N. musculocutaneus oder vom N. ulnaris versorgt werden.

Auch am Plexus brachialis gibt es häufig Kranial-kaudal-Variationen. Darüber hinaus kann es durch embryonale Fehlbildungen zu *Anastomosen* zwischen verschiedenen Nerven kommen:

– Villardsche Anastomose (zwischen N. medianus und N. ulnaris am Oberarm),

– Martin-Grubersche Anastomose (zwischen N. medianus und N. ulnaris im mittleren Unterarmdrittel),
– Riche-Cannieusche Anastomose (am Handteller zwischen R. profundus n. ulnaris und R. thenaris n. medianus).

Die praktisch wichtigsten Normvarianten sind bei den einzelnen Nerven aufgeführt.

3.1.2 Reflexstatus

Bei Verletzung eines peripheren Nerven wird der Reflexbogen unterbrochen, die Folge ist die Abschwächung oder Aufhebung des entsprechenden Muskeldehnungsreflexes. Die Reflexdiagnostik ist aber bei Nervenläsionen nur mit Einschränkungen brauchbar, da nicht nur der efferente Schenkel (Vorderhornganglienzelle, motorischer Neurit), sondern auch die Afferenz (sensibler Neurit, Spinalganglion, Hinterwurzel), die intramedullären Synapsen (z. B. bei Syringomyelie) und der Muskel selbst geschädigt sein können. Außerdem verlaufen die meisten Reflexbögen über mehrere Nerven, Ausnahmen sind lediglich der Patellarsehnenreflex (N. femoralis) und der Achillessehnenreflex (N. tibialis). Reflexausfälle oder -abschwächungen sind stets nur im Vergleich mit der gesunden Gegenseite zu beurteilen. Schließlich ist zu berücksichtigen, daß beim Totalausfall einzelner peripherer Muskelgruppen die Muskeldehnungsreflexe der Antagonisten im Vergleich zur Gegenseite gesteigert erscheinen können (z. B. Steigerung des Triceps-brachii-Reflexes bei Lähmung des N. musculocutaneus, Steigerung des Quadriceps-femoris-Reflexes bei proximaler Ischiadikuslähmung). Die zur Beurteilung peripherer Nervenschädigungen wichtigsten Muskeldehnungsreflexe sind in Tabelle 1 aufgeführt.

3.1.3 Sensibilität

Alle großen Extremitätennerven sind gemischt, enthalten somit zu unterschiedlichen Anteilen motorische und sensible Leitungsbahnen. Die motorischen und sensiblen Ausfallerscheinungen nach Nervenverletzungen sind jedoch nicht von gleichrangiger Bedeutung. So stehen bei Schädigungen der Nn. radialis, axillaris und peronaeus communis ganz die motorischen, bei den Nn. medianus und tibialis mehr die sensiblen Ausfälle im Vordergrund. In den meisten Fällen bestehen motorische *und* sensible Ausfallerscheinungen, allerdings oft mit unterschiedlicher Wertigkeit. Bei weit distalen Schädigungen – etwa im Bereich der Hand, wo sich die gemischten Nervenstäm-

Tabelle 1. Die wichtigsten Muskeldehnungsreflexe in der Diagnostik peripherer Nervenverletzungen

Nerv	Segmente	Reflex	Auslösung	Wirkung	Erfolgsorgan
N. musculocutaneus	C 5, 6	Bizepsreflex	Schlag auf die Bizepssehne bei gebeugtem Ellenbogen	Unterarmbeugung	M. biceps brachii
Nn. radialis/ musculocutaneus	C 5, 6	Brachioradialisreflex	Schlag auf das distale Radiusende bei leicht gebeugtem Ellenbogen	Unterarmbeugung	Mm. brachioradialis, biceps brachii, brachialis
N. radialis	C 7, 8	Trizepsreflex	Schlag auf die Trizepssehne bei gebeugtem Ellenbogen	Unterarmstreckung	M. triceps brachii
N. radialis	C 6–8	Handgelenkreflex	Schlag auf den Rücken des Handgelenks	Hand- und Fingerstreckung	Hand- und lange Fingerextensoren
N. medianus	C 6–8	Daumenreflex	Schlag auf die Sehne des M. flexor pollicis longus am Vorderarm	Beugung des Daumenendgliedes	M. flexor pollicis longus
N. obturatorius	L 2–4	Adduktorenreflex	Schlag auf den Condylus medialis femoris	Adduktion des Beins	Mm. adductores
N. femoralis	L 2–4	Quadriceps-femoris-Reflex (Patellarsehnenreflex)	Schlag auf die Quadrizepssehne bei leicht gebeugtem Unterschenkel	Unterschenkelstreckung	M. quadriceps femoris
N. tibialis	L 5	Tibialis-posterior-Reflex	Schlag auf die Sehne des M. tibialis posterior hinter dem Innenknöchel	Supination des Fußes	M. tibialis posterior
N. tibialis	S 1, 2	Triceps-surae-Reflex (Achillessehnenreflex)	Schlag auf die Achillessehne bei leicht gebeugtem Unterschenkel	Plantarflexion des Fußes	Fußflexoren
N. ischiadicus	S 1, 2	Biceps-femoris-Reflex	Schlag auf die Sehne der seitlichen Kniebeuger (in Bauchlage)	Bizepskontraktion	M. biceps femoris

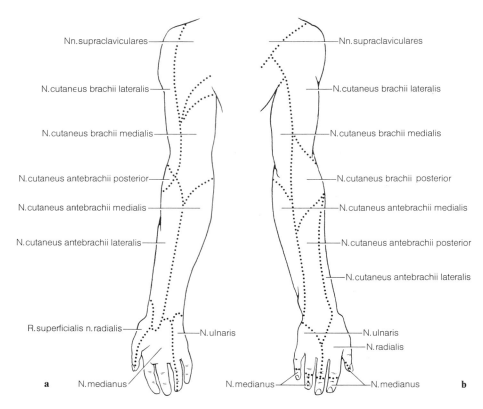

Nn.supraclaviculares

N.cutaneus brachii lateralis

N.cutaneus brachii medialis

N.cutaneus antebrachii posterior

N.cutaneus antebrachii medialis

N.cutaneus antebrachii lateralis

R.superficialis n.radialis

N.ulnaris

a   N.medianus

Nn.supraclaviculares

N.cutaneus brachii lateralis

N.cutaneus brachii medialis

N.cutaneus brachii posterior

N.cutaneus antebrachii medialis

N.cutaneus antebrachii posterior

N.cutaneus antebrachii lateralis

N.ulnaris

N.radialis

N.medianus   N.medianus   **b**

Abb. 4 a–d. Schema der peripheren sensiblen Innervation an den Extremitäten

me schon in motorische und sensible Portionen aufgeteilt haben – sind auch isolierte motorische oder sensible Ausfälle möglich.

Bei der Beurteilung von Sensibilitätsstörungen ist der Untersucher auf die subjektiven Angaben des Untersuchten angewiesen. Diese Angaben können falsch oder ungenau sein infolge mangelhafter Aufmerksamkeit, Ermüdung oder bewußter Täuschung. Weiter kommt hinzu, daß sich die Versorgungsgebiete benachbarter Nerven teilweise überlappen, was die Beurteilung zusätzlich erschweren kann.

Unmittelbar nach der Nervenverletzung ist der Sensibilitätsausfall am größten. Schon nach wenigen Tagen engt sich dieser Bereich ein, da die Subsidiärleistung der benachbarten Hautnerven wirksam wird. Der anästhetische Bezirk wird im weiteren Verlauf noch kleiner, wenn neue Fasern von Nachbarnerven in das autonome Gebiet (Abb. 4a–d) des verletzten Nerven einsprossen. Dieser Vorgang darf demnach nicht schon als Beginn

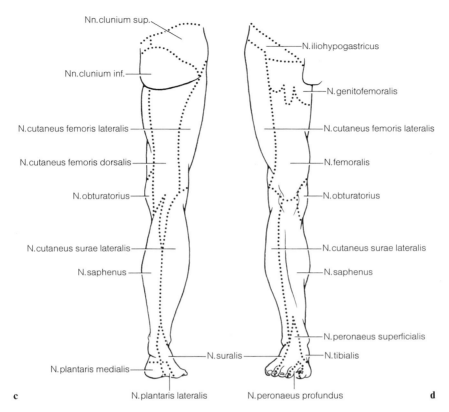

Nn.clunium sup.

Nn.clunium inf.

N.iliohypogastricus

N.genitofemoralis

N.cutaneus femoris lateralis

N.cutaneus femoris lateralis

N.cutaneus femoris dorsalis

N.femoralis

N.obturatorius

N.obturatorius

N.cutaneus surae lateralis

N.cutaneus surae lateralis

N.saphenus

N.saphenus

N.peronaeus superficialis

N.suralis

N.tibialis

N.plantaris medialis

c

N.plantaris lateralis

N.peronaeus profundus

d

Abb. 4c, d

einer Regeneration des verletzten Nerven oder einer Restitution nach Nervennaht fehlinterpretiert werden.

Die *Oberflächensensibilität* besteht aus mehreren Qualitäten. Für die Praxis am wichtigsten sind die Berührungs- und Schmerzempfindung. Bei Verletzungen der Hand- und Fingernerven ist die *Berührungsempfindung* (Tastsinn, taktile Ästhesie, taktile Gnosis, „Fingerspitzengefühl") besonders wichtig und für die Gebrauchsfähigkeit entscheidend. Die Untersuchung erfolgt global mittels Holzstäbchen, Feder oder Wattebausch oder quantitativ durch Bestimmung der Zwei-Punkte-Diskrimination mit dem Weberschen Tastzirkel: An den Fingerkuppen betragen die Normalwerte 3–5 mm, bei Werten über 12 mm ist ein Präzisionsgriff nicht mehr möglich. Die *Schmerzempfindung* (Algesie) kann mit einer Nadelspitze oder Kneifen einer Hautfalte mit den Fingernägeln untersucht werden. Die *Temperaturempfindung* (Thermästhesie) wird mit verschieden temperiertem Wasser gefüllten Reagensgläsern geprüft; ihre Grenzen verlaufen ähnlich denen der taktilen Ästhesie. Störungen der *Tiefensensibilität* (Lagesinn, Bewegungssinn und Vibrationsempfindung) führen zu Koordinationsstörungen, Stereoanästhesie (Verlust der Formwahrnehmung durch Betasten) und Verlust des Gewichteinschätzungsvermögens. Ihre Prüfung ist bei Läsionen peripherer Nerven von geringerer Bedeutung, wertvoll ist allenfalls die Prüfung der Vibrationsempfindung (Pallästhesie) durch Aufsetzen einer angeschlagenen Stimmgabel auf einen tastbaren Skelettvorsprung. Bei der Prüfung der taktilen Sensibilität mit dem Münzentest nach SEDDON oder dem Auflesetest nach MOBERG werden sowohl Qualitäten der Oberflächen- als auch der Tiefensensibilität ermittelt.

Zur Differenzierung zwischen peripheren und radikulären Nervenläsionen ist zu beachten, daß die radikulären Sensibilitätsstörungen weniger scharf begrenzt sind und die Ausfälle der Schmerzempfindung breiter sind als die der Berührungsempfindung.

Zur Quantifizierung der Sensibilitätsstörungen, vor allem in der Verlaufskontrolle, wurde von HIGHET folgendes Schema angegeben:

S 0:   keine Sensibilität;
S 1:   Schmerzempfindung in der autonomen Zone;
S 2:   etwas oberflächliche Sensibilität;
S 2 + : wie S 2, aber persistierende Überreaktion;
S 3:   Oberflächen- und Tiefensensibilität ohne Überreaktion;
S 3 + : positive Zwei-Punkte-Diskrimination;
S 4:   normale Sensibilität.

3.1.4 Sensible Reizerscheinungen

Für die topische Diagnostik bei Verletzungen peripherer Nerven ist die Angabe von *Parästhesien* (Kribbeln, Eingeschlafensein) bedeutungsvoll, da sie dem Ausbreitungsgebiet der Hautsensibilität entsprechen. *Muskelfaszikulationen* kommen als motorische Reizerscheinungen manchmal bei Verletzungen in Wurzelnähe vor. Auch *Schmerzen* sind als sensible Reizerscheinungen anzusehen und können als Spontan-, Druck- und Dehnungsschmerz empfunden werden. Daneben können Schmerzsensationen auftreten, die als eigenständige Krankheitsbilder imponieren:

Kausalgie. Darunter wird ein typischer Brennschmerz verstanden, der meist nach subtotaler Nervenverletzung (Teildurchtrennung, Anstich, Quetschung, Einbeziehen in Narbengewebe) auftritt. Er steigert sich nach einigen Wochen bis zum Höhepunkt, um im Verlaufe von 2–3 Jahren allmählich abzuklingen. Charakteristisch ist ein ständiger Grundschmerz, der durch explosionsartige Schmerzwellen verstärkt wird. Der ausgesprochen brennende Schmerzcharakter wird besonders intensiv in den distalen Extremitätenabschnitten empfunden und durch äußere Reize ausgelöst oder verstärkt: taktile Reize (Berührung, Druck), akustische Reize (Lärm, schrille Geräusche aller Art), emotionelle Reize (Aufregung, Freude, Ärger) und Temperatureinflüsse (Trockenheit und Hitze). Typischerweise versuchen die Patienten daher, die betroffenen Gliedmaßen ständig feucht zu halten, was sekundär wiederum zu Mazerationen und Ekzemen führt. Oft bestehen auch zwanghafte Schonhaltungen mit Gelenkversteifungen, trophischen Hautveränderungen (Störungen der Schweißsekretion, Steigerung des Haar- und Nagelwachstums) und degenerative Skelettveränderungen im Sinne des Sudeck-Syndroms.

Die Pathogenese dieser Erkrankung ist noch immer ungeklärt, im Mittelpunkt steht wahrscheinlich ein gesteigerter Erregungszustand des sympathischen Nervensystems mit besonderer Beteiligung des Thalamus; dafür spricht u. a. das häufige Betroffensein der an vegetativen Fasern besonders reichen Nn. medianus, tibialis und Plexus brachialis (vor allem nach Wurzelausrissen C 7, C 8 und Th 1).

Eingriffe am peripheren Nerven selbst (Blockaden, Neurolysen, Teilresektionen), Wurzeldurchtrennungen oder zentrale Eingriffe (Chordotomie, Leukotomie) haben keinen anhaltenden Effekt. Erfolgversprechend sind am ehesten direkte Sympathikuseingriffe (Stellatumblockade, Resektion des Grenzstrangs oder der Ganglien).

Neben der echten Kausalgie treten nicht selten „kausalgiforme" Nervenschmerzen auf, die aber auf das Areal des verletzten Nerven beschränkt sind, nie spontan auftreten, nur durch taktile Reize ausgelöst werden und auch nicht den typisch brennenden Charakter haben. Am häufigsten sind die peripheren Medianusäste betroffen, die Schmerzen können aber weit nach proximal ausstrahlen. In diesen Fällen sind meist gefäßerweiternde Medikamente und Kurzwellenbestrahlungen erfolgreich, bei hartnäckigen Beschwerden hilft meist eine Neurolyse. Sympathikuseingriffe haben hier kaum einen Effekt.

Phantomschmerz. Im Gegensatz zur Kausalgie entsteht dieser Schmerzzustand nur bei vollständiger Nervendurchtrennung und wird in ein verlorengegangenes Glied lokalisiert. Abzugrenzen sind sogenannte *Stumpfschmerzen* bei Amputationsneuromen an den Nervenenden mit hochgradiger Berührungs- und Druckempfindlichkeit, häufig wetterabhängig, die im sensiblen Versorgungsgebiet des Nerven empfunden werden. Zur Behandlung ist eine Alkoholverödung der Neurome erforderlich, die meist Besserung bringt; vielfach wird auch eine schlingenförmige End-zu-End-Naht der Faszikelgruppen des Nervenstumpfs ausgeführt. Bei unzureichender Muskeldeckung des Stumpfes mit nachfolgenden Durchblutungsstörungen treten andersartige *Stumpfbeschwerden* auf, die durch eine Muskelplastik am Stumpfende wirksam behandelt werden können. Der eigentliche *Phantom-schmerz* besteht in ziehenden oder krampfartigen Schmerzparästhesien, die durch Witterungseinflüsse und äußere Reize verstärkt werden. Auch hier ist die Ätiologie ungeklärt (vegetativ ausgelöste Vasokonstriktion oder zentrale Genese?). Die konventionellen Schmerzeingriffe bringen meist nur wenig Besserung, sicherer wirken eine gute prothetische Stumpfversorgung und gegebenenfalls die stereotaktische Thalamotomie.

3.1.5 Vasomotorik und Trophik

Vasomotorisch-trophische und vegetative Störungen nach Nervenverlet-zungen prägen sich an den Akren am deutlichsten aus. Die Fingerspitzen erscheinen weniger gewölbt und zugespitzt. Die unter dem Nagelende be-findliche Haut ist leistenartig verdickt und nach vorn gezogen (Alföldi-Zei-chen), an den Nägeln treten Querwülste, Verdickungen und weißliche Bän-der auf (Meessche Streifen). Die Papillarleisten flachen ab, die Haut wirkt glatt und dünn. Häufig besteht anfänglich eine Überwärmung der Haut („warme Phase"), der nach etwa drei Wochen eine venöse Stase mit Zyano-se folgt („kalte Phase").

Regelmäßig ist auch die Schweißsekretion gestört. Ihrer Untersuchung kommt vor allem in der Verlaufskontrolle Bedeutung zu, da die Defekte in der Schweißsekretion und die Sensibilitätsstörungen recht genau überein-stimmen; dies gilt im vollen Umfang jedoch nur bei totaler Denervierung, also völligem Ausfall der Schweißsekretion, nicht dagegen bei partiellen Druckschädigungen. Qualifizierbar sind die Schweißsekretionsstörungen am einfachsten mit dem Ninhydrintest nach MOBERG, der auf der selektiven Färbbarkeit von Aminosäuren mit Ninhydrin beruht. Auch der Stärke-Jod-Test nach Minor ist dazu geeignet.

Als Folge der gestörten Trophik können schließlich auch Skelettverän-derungen auftreten (osteoklastischer Abbau und osteoplastischer Anbau). In manchen Fällen kommt es sogar zu hochgradigen Osteolysen, vor allem im Bereich der Fingerglieder bei Medianusläsionen.

3.2 Instrumentelle Untersuchungen

Zur Objektivierung der nervalen Ausfälle, vor allem in der Verlaufskontrol-le, sind elektrophysiologische Untersuchungen unerläßlich.

3.2.1 Elektromyographie (EMG)

Das Nadel-EMG erlaubt die Registrierung von Aktionspotentialen der motorischen Einheiten (MAP). Festzustellen sind

- die spontane elektrische Aktivität im entspannten, ruhenden Muskel,
- die Konfiguration der Muskelaktionspotentiale (Dauer und Amplitude) bei schwacher willkürlicher Kontraktion,
- das MAP-Muster bei maximaler Kontraktion.

Gesunde Muskeln zeigen in Ruhe keine Spontanaktivität, in denervierten Muskeln können in Ruhe Fibrillationen und positive scharfe Wellen (Denervationspotentiale) abgeleitet werden. Bei totaler Denervierung werden keine MAP mehr beobachtet, bei partieller Denervierung sind die Aktionspotentiale normal oder verlängert und der Anteil polyphasischer Potentiale erhöht. Kleine und hoch polyphasische Potentiale sind die frühesten Anzeichen der Reinnervation eines zuvor gelähmten Muskels (Reinnervationspotentiale).

Für den sinnvollen Einsatz der EMG-Diagnostik ist die Kenntnis des Zeitablaufs der neurophysiologischen Veränderungen wichtig. Unmittelbar nach der Verletzung fehlen bei willkürlicher Kontraktion die MAP, der distale Nervenanteil behält aber noch für 4–8 Tage seine elektrische Erregbarkeit. Als frühestes Degenerationszeichen des Nerven fehlt die Reizantwort auf elektrische Stimulation distal der Verletzungsstelle. Die motorische Endplatte behält ihre Erregbarkeit für weitere 5–10 Tage, danach sind nur noch die Muskelfasern erregbar. Als früheste entscheidende Zeichen der Denervation treten passagere Denervationspotentiale auf. Die positiven scharfen Wellen sind erstmals 8–14 Tage, spontane Fibrillationspotentiale 2–4 Wochen nach der Verletzung nachweisbar. In partiell denervierten Muskeln können die Denervationspotentiale viele Jahre bestehen bleiben. Im günstigsten Falle setzt die Regeneration nach 2–3 Wochen ein. Die ersten Reinnervationszeichen eilen aber den klinischen Zeichen der Nervenwiederherstellung um etwa 2 Monate voraus.

3.2.2 Nervenleitgeschwindigkeit (NLG)

Die NLG motorischer peripherer Nerven wird bestimmt, indem der Nerv mit einem supramaximalen Stimulus an zwei proximalen Punkten entlang seines Verlaufs stimuliert und das evozierte Muskelpotential in dem von diesem Nerv innervierten Muskel mit einer Oberflächenelektrode abgeleitet wird. Durch Bestimmung des Abstandes zwischen den Stimulationspunkten kann die Leitungszeit errechnet werden. Bei sensiblen peripheren Nerven wird der distale Nervenanteil stimuliert und das Nervenpotential direkt über dem proximalen Teil abgeleitet. Die NLG ist abhängig vom Alter, der Hauttemperatur, dem Nervensegment (proximal größere Geschwindigkeit) und topographischen Besonderheiten (z. B. im N. medianus größer als im N. peronaeus). Als pathologische Verlangsamung gelten Werte unter 40 m/s an den oberen und Werte unter 35 m/s an den unteren Extremitäten. Die Bestimmung der Nervenleitgeschwindigkeit ist vor allem in der Diagnostik chronischer Druckparesen von Bedeutung (verlängerte distale Latenzzeit und verzögerte sensible Leitungsgeschwindigkeit im distalen Segment, z. B. beim Karpaltunnel-Syndrom).

3.2.3 Reizstromdiagnostik

Die elektrische Erregbarkeitsprüfung erfolgt mit galvanischem und faradischem Strom und dient der Ermittlung der Reizschwelle des Muskels für einzelne Stromstöße. Die typischen Zuckungsabläufe gestatten eine Einstufung der Nervenschädigung bis zur sogenannten Entartungsreaktion, bei der nur noch eine träge bis wurmförmige Zuckung auftritt.

Der beste Zeitpunkt für die elektrophysiologische Diagnostik liegt in der 4.Woche nach der Verletzung, wenn die pathologischen Veränderungen in EMG und NLG voll ausgeprägt sind. Die Untersuchungen eignen sich gut zur Lokalisation der Schädigung, vor allem durch segmentale Bestimmung der NLG.

Auch das Schädigungsausmaß kann beurteilt werden. Nach partieller Schädigung sind eine Abnahme der MAP bei maximaler Kontraktion und eine Herabsetzung der NLG nachweisbar. Bei schweren Schädigungen kann bei supramaximaler Stimulation kein MAP mehr evoziert werden, die Nervenpotentiale fehlen und es treten zahlreiche Denervationspotentiale auf. Eine Unterscheidung zwischen kompletter und inkompletter Nervendurchtrennung ist allerdings elektrophysiologisch nicht mit Sicherheit möglich.

Besonderen Wert haben die EMG-Untersuchungen auch für die chirurgische Indikationsstellung. Wenn innerhalb der ersten zwei Monate nach der Verletzung keine Reinnervationspotentiale nachweisbar sind, ist mit einer schwerwiegenden Läsion zu rechnen, die eine Spontanregeneration unwahrscheinlich macht. Im Verlauf der Regeneration sind anfangs einzelne MAP nachweisbar, die später häufiger und von längerer Dauer werden. Wenn weitere Muskelsegmente innerviert werden, nimmt die Zahl der MAP bei willkürlicher Kontraktion zu.

3.2.4 Röntgendiagnostik

Bei begleitenden oder ursächlichen Knochenverletzungen sind Röntgenaufnahmen unerläßlich. Sie können auch Hinweise geben auf abnorme Kallusbildung oder Fremdkörper in der Nachbarschaft von Nerven und dystrophische Knochenveränderungen aufdecken. Bei Verdacht auf Wurzelausrisse aus dem Rückenmark als Ursache einer peripheren Nervenlähmung ist eine Myelographie mit positiven Kontrastmitteln indiziert (vgl. S.58).

4 Allgemeine Behandlungsgrundsätze

4.1 Konservative Behandlung

Der Wert der konservativen Behandlung von Nervenverletzungen ist umstritten; ihre grundsätzliche Ablehnung ist aber sicher ebenso falsch wie die kritiklose Anwendung bei Verletzungen ohne Aussicht auf Regeneration. In jedem Einzelfall hat man sich Klarheit darüber zu verschaffen, was und mit welcher Behandlungsmethode das angestrebte Ziel erreicht werden kann.

Durch die Vielzahl der angegebenen medikamentösen und physikalischen Maßnahmen ist sicher kein direkter Einfluß auf den Ablauf der Nervenregeneration möglich. Auch durch jede Form der Elektrotherapie ist eine schnellere Heilung verletzter Nerven nicht zu erwarten.

Wichtigste Aufgabe der konservativen Behandlung ist das Erhalten einer funktionstüchtigen Muskulatur, da sonst die kontraktilen Fasern zugrunde gehen und in fibröses Gewebe umgewandelt werden. Von großer Bedeutung ist ferner das Vermeiden von Muskelüberdehnungen. Schon die Schwerkraft der Extremitäten setzt die gelähmten Muskeln einem Dauerzug aus, der die Wiederherstellung der Kontraktionsfähigkeit der Muskelfasern in Frage stellt; dies gilt besonders für die von den Nn. radialis, axillaris und peronaeus innervierte Muskulatur. Eine wirksame Prophylaxe ist möglich durch *Nachtschienen* mit Überstreckung der Antagonisten und *Abduktionsschienen;* sie können zudem Kontrakturen nicht gelähmter Muskeln vermeiden.

Große Aufmerksamkeit verdienen auch die Gelenke denervierter Extremitäten. Irreparable Gelenkversteifungen vermindern die Erfolgsaussichten einer Nervenoperation oder machen sie völlig illusorisch. Besonders gefährdet sind die Fingergrundgelenke. Die Verhütung derartiger Kontrakturen ist eine der dankbarsten Aufgaben der *Physiotherapie*.

Ziel der konservativen Behandlung ist ferner die Aufrechterhaltung einer optimalen Durchblutung der verletzten Extremität, da sich eine gestörte Durchblutung nachteilig auf die Nervenregeneration auswirkt.

Die *Elektrotherapie* (Reizung mit unterbrochenem Gleichstrom, sinusförmigem Wechselstrom oder Exponentialstromimpulsen) beschleunigt nicht die Reinnervation und verhindert letztlich auch nicht die Muskelatrophie, kann aber den Gewichtsverlust der denervierten Muskeln verzögern. Die Behandlung muß bald nach der Verletzung einsetzen und längerfristig regelmäßig fortgesetzt werden. Wesentlich ist die mechanische Spannungsentwicklung unter isometrischen Bedingungen. Diese Behandlung ist sinnvoll, solange bei totaler Lähmung eine echte Reinnervationschance besteht. Sie soll schon vor dem Sichtbarwerden der Muskelatrophie einsetzen und solange fortgesetzt werden, bis klinisch oder elektrodiagnostisch eine Reinnervation feststeht oder nicht mehr zu erwarten ist. Willkürlich bewegliche Muskeln bedürfen keiner Elektrotherapie mehr.

Die *krankengymnastische Übungsbehandlung* besteht aus mehreren Komponenten. Die Anwendungen im warmen Wasserbad dienen der Hyperämisierung, Massagebehandlungen gelähmter Muskeln sind dagegen nutzlos und im Frühstadium wegen der Gefahr der Begünstigung eines Sudeck-Syndroms sogar gefährlich und deshalb kontraindiziert. Die passive Übungsbehandlung aller im Lähmungsbereich liegenden Gelenke dient der Verhütung oder Beseitigung von Kontrakturen. Es werden, allmählich aufbauend, komplexe Bewegungsabläufe eingeübt und später die Feinmotorik der Einzelbewegungen trainiert. Mit Beginn aktiver Innervationsimpulse wird die aktive Bewegungstherapie eingesetzt. Es wird im warmen Wasserbad begonnen, was die Eigenschwere der Gliedmaßen reduziert. Im weiteren Verlauf wird zu einer Kraftschulung übergegangen, zunächst gegen manuellen Widerstand, später als Übungsbehandlung an Geräten. Dazu werden typische Gebrauchsbewegungen trainiert, die den Patienten wieder an sein gewohntes soziales und berufliches Milieu heranführen.

4.2 Operative Behandlung

4.2.1 Indikationsstellung

Bei der Indikationsstellung werden in erster Linie der klinisch-neurologische und der elektrodiagnostische Befund berücksichtigt.

Da die Spontanheilung eines durchtrennten Nerven nicht zu erwarten ist, ergibt sich bei der Feststellung einer *offenen Nervenverletzung* die absolute Indikation zur operativen Versorgung. Bei kleinen äußeren Wunden kann das Auffinden des verletzten Nerven durch die Retraktion der Stümpfe sehr schwierig sein. Ergeben aber Art und Richtung des Traumas und andere Unfallbedingungen oder gar neurologische Ausfälle dringende Verdachtsmomente auf eine Nervenverletzung, so muß gezielt danach gesucht werden. Eine absolute Kontraindikation für die Operation einer offenen Nervenverletzung stellt eine eitrige Wundinfektion dar, die in jedem Falle erst vollständig zur Abheilung gebracht werden muß; nur bei aseptischen Wundverhältnissen haben rekonstruktive Eingriffe an den Nerven Aussicht auf Erfolg.

Wesentlich schwieriger ist die Operationsindikation bei *geschlossenen Nervenverletzungen* zu stellen, da auch bei vollständigem Funktionsausfall Art und Ausmaß der Nervenschädigung zunächst unklar sind. Hier müssen neben dem klinisch-neurologischen und dem elektrophysiologischen Befund auch individuelle Gegebenheiten (Unfallhergang, Begleitverletzungen, funktionelle Wertigkeit des betroffenen Nerven, Lebensalter des Patienten) berücksichtigt werden. So sind etwa geschlossene Totalschädigungen des Plexus brachialis anders zu beurteilen als Radialisläsionen bei Oberarmfrakturen oder Nervenverletzungen an der Hand. Während bei den Plexus-Traktionsschädigungen zunächst eine abwartende Haltung gerechtfertigt ist, muß bei der Radialislähmung je nach Ursache stark differenziert werden, wohingegen an der Hand auch kleine Hautäste zum frühest möglichen Zeitpunkt wiederhergestellt werden müssen, um die Gebrauchsfähigkeit zu erhalten.

Die Entscheidung zur Operation bei geschlossenen Nervenverletzungen wird heute nicht mehr durch das Warten auf eine spontane Erholung bestimmt, sondern durch den Einsatz elektrophysiologischer Untersuchungsmethoden wesentlich erleichtert. Der Nachweis normaler Aktionspotentiale im EMG schließt eine totale Leitungsunterbrechung und somit einen sofortigen operativen Eingriff aus. Wenn unter laufender Kontrolle jedoch ein Stillstand der Regeneration oder gar eine Verschlechterung der Befunde eintritt, die durch schnürende Narben, überschießende Kallusbildung, dislozierte Knochenfragmente oder Fremdkörper verursacht sein kann, ist eine baldige operative Revision angezeigt.

Durch sorgfältige klinisch-neurologische und elektrophysiologische Verlaufskontrollen kann somit in den meisten Fällen innerhalb von maximal 3–4 Monaten die Entscheidung zur Operationsindikation gefällt werden. Im Zweifelsfall ist die explorative Nervenfreilegung ein zu verantwortender Eingriff, wenn die Funktionstüchtigkeit einer Extremität auf dem Spiele steht. Bei den Verlaufskontrollen kann man davon ausgehen, daß die Nervenregeneration um etwa 1 mm pro Tag nach peripher fortschreitet. Es ist somit auszurechnen, zu welchem Zeitpunkt die Innervationsrückkehr in den proximalsten von diesem Nerven versorgten Muskeln zu erwarten ist. So müßten bei Peronaeusverletzungen in Höhe des Fibulaköpfchens nach 50–60 Tagen die Mm. peronaei wieder innerviert werden, der M. brachioradialis nach Radialisverletzungen in Oberarmmitte nach 100–130 Tagen. Sind nach diesem Zeitpunkt im EMG noch keine Reinnervationszeichen erkennbar, ist die Indikation zur Operation zu stellen.

Primär unvollständige Nervenlähmungen oder beginnende Spontan-
remissionen sprechen gegen eine Kontinuitätsunterbrechung und rechtfertigen zunächst eine abwartende Haltung. Ein aktives chirurgisches Vorgehen wird aber dann erforderlich, wenn die Spontanrestitution ungenügend
bleibt oder bedeutende Muskelgruppen nicht wieder innerviert werden.

Relative Kontraindikationen liegen dann vor, wenn funktionell nur weniger bedeutsame Muskelgruppen betroffen sind oder die Nervenverletzung
sehr lange zurückliegt. Wenn die Endorgane in der Peripherie bereits völlig
atrophiert sind, ist eine wesentliche Funktionsverbesserung kaum zu erwarten. Im Bereich der sensiblen Funktionen sind allerdings auch noch nach
Jahren teilweise Wiederherstellungen möglich, da hier die Regenerationskraft manchmal erstaunlich lange erhalten bleiben kann.

Absolute Kontraindikationen stellen irreparable Gelenkkontrakturen
und hochgradige Muskelatrophien dar, die nervenchirurgische Eingriffe
von vornherein zum Mißerfolg verurteilen.

Für die Praxis ergeben sich folgende Empfehlungen zur Operationsindikation bei peripheren Nervenverletzungen:

Absolute Indikationen
– offene Verletzungen,
– geschlossene Verletzungen ohne Spontanremission,
– Nachweis dislozierter Knochenfragmente oder Fremdkörper.

Relative Indikationen
– beginnende Spontanrestitution,
– Ausfall funktionell unwichtiger Muskelgruppen.

Kontraindikationen
– hochgradige Gelenkkontrakturen,
– ausgedehnte Muskelatrophien,
– eitrige Wundinfektionen.

4.2.2 Operationszeitpunkt

Die Wahl des günstigsten Operationszeitpunktes ist bei Nervenverletzungen von prinzipieller Bedeutung und immer noch umstritten.

Für die *Primärversorgung* sprechen der Zeitgewinn für den Patienten
und (bei offenen Verletzungen) das Vermeiden eines Zweiteingriffs. Jedoch
dürfen auch die möglichen Nachteile nicht übersehen werden. Operationen
in Notfallsituationen können unter Zeitdruck stehen und verlaufen nicht
immer unter optimalen äußeren Bedingungen. Bei ausgedehnten Begleitverletzungen mit Gewebszertrümmerungen ist mitunter die Asepsis frag-
lich, Nebenverletzungen machen ausgedehntere Eingriffe erforderlich, die

zusätzliche Ödeme und Narbenbildungen begünstigen. Da das Schädigungsausmaß nicht sicher beurteilbar ist, besteht die Gefahr, daß die Stümpfe nur ungenügend angefrischt werden. Die nicht seltenen „Fehlanastomosierungen" bei Primärversorgungen in Notfallsituationen belegen, wie schwierig die exakte Differenzierung der einzelnen Strukturen bei ausgedehnten Blutungen und Schädigungen der umgebenden Gewebe ist. Die Primärversorgung hat aber dann gute Chancen, wenn eine glatte Wunde ohne stärkere Nerventraumatisierung und Nebenverletzungen vorliegt. Da die Wallersche Degeneration jedoch in jedem Falle abläuft, sollte eine Primärversorgung nicht erzwungen werden, die dann meist schlechtere Ergebnisse erbringt.

Die meist bevorzugte *frühe Sekundärversorgung* hat die Vorteile, daß ein erfahrener Operateur, optimale äußere Bedingungen und einwandfreie Asepsis gewährleistet sind, das Schädigungsausmaß zuverlässiger beurteilt werden kann und das proliferativ verdickte Epineurium die epineurale Nervennaht erleichtert. Auch die Pathophysiologie der Wundheilung liefert Argumente für die Sekundärversorgung: Die Wallersche Degeneration ist bereits im Abklingen, die Aktivität der Schwannschen Zellen hat ihren Höhepunkt erreicht und in den Ganglienzellen hat eine gesteigerte Stoffwechselaktivität eingesetzt; alle diese Vorgänge sollen den Heilungsprozeß bei Nervenverletzungen beschleunigen. Nachteilig können sich aber auswirken, daß die Stümpfe stärker retrahiert sind, was häufiger Transplantationen zur Defektüberbrückung erforderlich macht. Der Sekundäreingriff sollte jedoch bis spätestens zum 6. Monat nach der Verletzung erfolgen. Nach diesem Zeitraum ist die Aktivität der Schwannschen Zellen abgeflaut, die Endoneuralrohre schrumpfen, motorische Endplatten und sensible Endorgane gehen zugrunde und die Muskulatur wird atrophisch. Als optimaler Zeitpunkt für die Sekundärversorgung wird daher die 3. Woche nach der Verletzung angesehen.

Die Festlegung des Operationszeitpunktes bei *offenen Nervenverletzungen* hängt demnach von mehreren Bedingungen ab, die im Einzelfall zu prüfen sind. Bei offenen Verletzungen sind auch die *Wundverhältnisse* wichtig. Eine Primärversorgung ist möglich bei frischen, sauberen Wunden. Liegen stärkere Weichteilquetschungen oder -verschmutzungen, entzündliche oder Hautprobleme vor, ist die frühe Sekundärversorgung vorzuziehen. Auch die *Lokalisation* der Schädigung muß berücksichtigt werden: Eine Primärversorgung wird angestrebt bei Verletzungen distal des Handgelenks, insbesondere an den tiefen Hohlhandästen und den Fingernerven, da hier die spätere Narbenbildung einen Zweiteingriff erheblich erschwert. Bei *Mehrfachverletzungen* wird generell empfohlen, die Erstversorgung möglichst klein zu halten. Wenn gleichzeitig Knochen-, Sehnen- und Gefäßschädigungen vorliegen, sollte die Rekonstruktion der Nervenverletzung in der Regel als Sekundäreingriff erfolgen.

Die Behandlungsergebnisse hängen nicht zuletzt auch von *technischen Voraussetzungen* (mikrochirurgisches Instrumentarium, Operationsmikroskop, feinstes Nahtmaterial) und den Erfahrungen des jeweiligen Operateurs ab. Die Primärversorgung verletzter Nerven verlangt Erfahrung. Wenn ein solcher Operateur im Akutfall nicht zur Verfügung steht, ist sicher durch einen Wahleingriff als Sekundärversorgung das bessere Resultat zu erwarten als bei der erzwungenen Primärversorgung.

Bei *geschlossenen Nervenverletzungen* stellt sich die Frage des Operationszeitpunktes anders, da hier eine exakte Artdiagnose anfangs kaum möglich ist. Es sollten jedoch möglichst frühzeitig die elektrodiagnostischen Verfahren eingesetzt werden, damit durch das vergebliche Warten auf die klinischen Zeichen der Spontanheilung nicht nutzlose und schädliche Verzögerungen entstehen. So kann nach spätestens 3–4 Monaten die Operationsindikation entschieden werden.

Eine *Primärversorgung* ist somit angezeigt bei

– frischen, sauberen Wunden ohne Begleitverletzungen,
– Verletzungen der Hand- und Fingernerven (sofern die personellen und technischen Voraussetzungen erfüllt sind).

Die *frühe Sekundärversorgung* nach 3–4 Wochen kommt in Frage bei

– offenen Verletzungen nach Abheilen stärkerer Begleitverletzungen,
– nicht erfüllten Voraussetzungen zur Primärversorgung.

Für die *späte Sekundärversorgung* spätestens 6 Monate nach der Verletzung verbleiben

– die Mehrzahl der geschlossenen Verletzungen,
– die Fälle, bei denen aus äußeren Gründen eine frühere Versorgung nicht möglich war.

4.2.3 Allgemeine Operationstechnik

Die *Lagerung* ist auf modernen Operationstischen mit ihren extremen Verstellmöglichkeiten unproblematisch geworden. Für Arm und Bein eignen sich spezielle Stützen, die seitlich am Operationstisch angebracht werden. Noch günstiger ist die Verwendung eines in der Höhe verstellbaren Beistelltisches, auf dessen schaumgummigepolsterter Auflagefläche die Extremität gut gelagert und fixiert werden kann. Operateur und Assistent können einander gegenübersitzen und zum mikrochirurgischen Operieren in „Uhrmachertechnik" zur Vermeidung des physiologischen Tremors die Hände aufstützen. Bei Operationen an Handgelenk, Hohlhand und Fingern hat sich die Verwendung einer handförmigen biegsamen Bleiplatte bewährt. Wichtig ist schließlich auch die sorgfältige Polsterung druckgefährdeter Körperstellen (Ellenbogeninnenseite, Fibulaköpfchen), um bei den oft langdauernden Eingriffen zusätzliche iatrogene Nervenschädigungen zu vermeiden.

Zur *Schmerzausschaltung* hat sich wegen der oft langen Operationszeiten und der gelegentlich notwendigen Schnitterweiterung die Allgemeinnarkose am besten bewährt. Die Infiltrationsanästhesie entspricht nicht den Anforderungen einer atraumatischen Operationstechnik, verwischt das anatomische Bild und kann zudem die lokale Durchblutung erheblich beeinträchtigen. Bei kurzdauernden Eingriffen, etwa der Spaltung des Retinaculum flexorum beim Karpaltunnel-Syndrom, ist eine Leitungsanästhesie vertretbar.

Über die Notwendigkeit einer *Blutleere* sind die Ansichten geteilt. Bei Operationen an der Hand ist sie sicher unerläßlich. Auch im übrigen Extremitätenbereich ist sie anwendbar und erleichtert die Präparation der Nervenstümpfe. Es besteht jedoch die Gefahr, daß sich der Operateur dadurch unter Zeitdruck gesetzt fühlt. Die Gefahr von Nervenschädigungen besteht vor allem bei länger bestehenden Oberarmblutleeren. Es sollten deshalb nur pneumatische Blutdruckmanschetten weit proximal am Oberarm (dickes Weichteilpolster für die Nerven!) mit einer Mindestbreite von 8 cm verwendet werden, die zusätzlich unterpolstert sind. Als Manschettendruck genügt ein Wert um 70 mm Hg über dem systolischen Blutdruck. Die häufigste Ursache Blutleere-bedingter Druckschädigungen der Nerven ist wahrscheinlich ein überhöhter Druck bei falsch anzeigendem Manometer. Vor dem Aufpumpen der Manschette wird die Extremität mit der Esmarch-Gummibinde von distal nach proximal ausgewickelt. Die Gummibinde darf jedoch zur Aufrechterhaltung der Blutleere selbst nicht verwendet werden, da sie sich leicht zusammenrollt und dann ein unkontrollierter Druck auf den Nerven ausgeübt wird. Bei korrekt angelegter Blutleere wird eine Dauer von 1 ½–2 Stunden gefahrlos toleriert, sollte sie länger erforderlich sein, muß zwischenzeitlich der Blutstrom für 30 Minuten freigegeben werden.

Die *Schnittführung* zur Freilegung eines verletzten Nerven orientiert sich an den anatomischen Gegebenheiten, berücksichtigt also die Projektion des Nerven auf die Haut. Das Anlegen der Hautinzision kann aber den weiteren Operationsgang und auch das Resultat entscheidend mitbestimmen. Zu beachten sind ferner

– die Blutversorgung der Haut,

– das Vermeiden von Narbenkontrakturen,

– die Beziehungen der Narbe zu späteren mechanischen Beanspruchungen,

– das Vermeiden des direkten Übereinanderliegens von Sehnen-, Gefäß-, Nerven- und Hautnähten.

Da die Blutversorgung in der Regel von proximal nach distal und von der Tiefe zur Oberfläche verläuft, wird die Schnittrichtung im Normalfall längs sein. Bestehende Hautnarben werden quer gekreuzt oder in die Inzision einbezogen. Zur Vermeidung späterer Narbenkontrakturen dürfen Gelenke und Hautbeugefalten nicht quer gekreuzt werden, d. h., die Hautinzisionen verlaufen im allgemeinen S-, L-, bogen-, bajonett- oder zickzackförmig. Die Wundränder dürfen nicht zu weit unterminiert werden, da sonst die Hautdurchblutung gefährdet ist. Grundsätzlich sollte die Inzision nicht zu sparsam erfolgen, damit der gesamte Verletzungsbereich übersichtlich dargestellt und die Stümpfe vom Gesunden her präpariert werden können.

Als Anhaltspunkte für das Anlegen des Hautschnitts dienen tast- und sichtbare Muskelzwischenräume oder Sehnen (Palmaris longus-Sehne, mediale und laterale Bizepsfurche, Sulcus deltoideo-pectoralis) oder ein tastbares Neurom. Bei direkt unter der Haut liegenden Nerven ist eine etwas seitlich versetzte Schnittführung empfehlenswert, um spätere Verwachsungen zwischen Nerven und Hautnarbe zu vermeiden.

Beim Hautschnitt sind auch tiefer gelegene Strukturen zu berücksichtigen. Gefährdet sind besonders der motorische Ast des N. medianus zum Daumenballen, der motorische Ast des N. ulnaris für die Binnenmuskulatur der Hand und der sensible R. superficialis n. radialis. Auch in anderen Regionen besteht bei ausgedehnten Mobilisierungen die latente Gefahr, abgehende Muskeläste nicht zu erkennen und zu verletzen, was den angestrebten Operationserfolg infrage stellt.

4.2.4 Mikrochirurgische Technik und Hilfsmittel

Durch Einführung der mikrochirurgischen Technik konnten die Ergebnisse der Nervenoperationen wesentlich verbessert werden.

Diese Methodik besteht in der Anwendung einer besonders schonenden Präparations- und Nahttechnik unter Verwendung optischer Vergrößerung. Sie erlaubt eine bessere Beurteilung des Gewebszustandes bei exakter und schonender Präparation. Voraussetzungen dafür sind

– Operationsmikroskop,
– Spezialinstrumente,
– spezielle Technik der Blutstillung,
– feinstes Nahtmaterial.

Die *optische Vergrößerung* beginnt mit dem Einsatz einer Lupenbrille (2–2,5 fache Vergrößerung). Auch 4 fach vergrößernde Lupenbrillen werden verwendet, doch machen sich das sehr kleine Gesichtsfeld und die geringe Tiefenschärfe störend bemerkbar. Vorteilhafter ist dann der Einsatz des Operationsmikroskopes mit Assistenzoptik, hydraulischer Bedienung, Beweglichkeit in allen Richtungen und Zoom-Optik mit 6–40facher Vergrößerung. Da das Licht durch das Linsensystem auf das Operationsfeld geleitet wird, ist eine gleichbleibend optimale Ausleuchtung garantiert.

Zur Mikrochirurgie gehört ein spezielles Instrumentarium (sogenannte Uhrmacherpinzetten, Präparierscheren mit Federöffnung und mit Wellenschliff, Nadelhalter mit Federöffnung usw.). Auch das entsprechende *Nahtmaterial* aus Nylon, Arolene oder resorbierbarem Polyglykosid muß besonders fein gearbeitet sein (Fadenstärke 18–35 µm).

Bei atraumatischer Operationstechnik kommt der *Blutstillung* besondere Bedeutung zu. Diffuse Parenchymblutungen werden mit feucht-warmen Kochsalzkompressen gestillt. Für Gefäßligaturen ist feinstes reizloses Nahtmaterial zu verwenden. Blutungen aus kleineren Gefäßen am oder im Nervenstamm werden am besten mit Hilfe der bipolaren Mikrokoagulationspinzette gestillt. Diese Technik ist auch in feuchter Umgebung wirksam und verursacht keine Hitzeschädigung der näheren Umgebung. Im Regelfall wird vor Beendigung der Operation für 24–48 Stunden eine Redon-Saugdrainage in das Wundgebiet eingelegt, da Nachblutungen die Ausbildung narbiger Verwachsungen in der Umgebung des operierten Nerven und Wundheilungsstörungen fördern.

4.3 Spezielle Operationstechnik

4.3.1 Neurolyse und Nervenverlagerung

Wenn durch die klinisch-neurologische und instrumentelle Diagnostik ein partieller oder vollständiger Funktionsverlust festgestellt wurde, die Nervenfreilegung aber eine erhaltene Nervenkontinuität ergibt, steht der Operateur vor einer verantwortungsvollen Entscheidung. Eine solche Situation kann vorliegen bei

– Teildurchtrennung des Nerven, wobei ein Teil der Faszikel erhalten geblieben sein kann,
– subtotaler Nervenschädigung (Axonotmesis oder Grad 2–4 nach SUNDERLAND),
– vollständiger Kontinuitätsunterbrechung mit Verklebung der Stümpfe, wodurch die Stumpfretraktion verhindert und eine erhaltene Kontinuität vorgetäuscht wird.

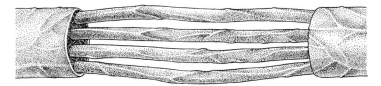

Abb. 5. Prinzip der Neurolyse

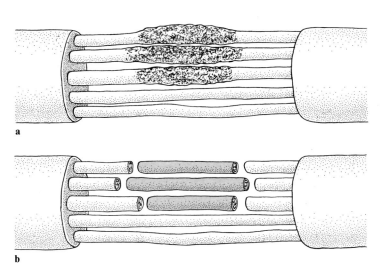

a

b

Abb. 6 a, b. Neurolyse mit Teil-Transplantation

Die Indikation zur *Neurolyse* ergibt sich bei Nervenkompressionen durch Narbengewebe, Kallus, Knochenfragmente, alte Hämatome und bei chronischen okkult-traumatischen Schädigungen. Technisch wird so vorgegangen, daß vom Gesunden her vorsichtig auf die Läsion zu präpariert wird. Die äußere Besichtigung und Palpation des Nerven kann schon weitere Aufschlüsse geben. Fibrös veränderte und damit leitungsunfähige Nervenabschnitte sind an kolbigen Auftreibungen, sanduhrförmigen Verschmächtigungen oder strangförmigen Vernarbungen zu erkennen. In solchen Fällen kann eine Kompressionsschädigung des Nerven durch Druck von außen vorliegen und es ergibt sich die Indikation zur *äußeren Neurolyse*. Die Narbenstränge werden vorsichtig gelöst und perineurale Verwachsungen abpräpariert unter sorgfältiger Schonung abgehender kleiner Äste. Gelegentlich liegen langstreckige Verwachsungen mit einem Gefäß vor, die gleichfalls gelöst werden. Wenn danach der Nerv von normaler Konsistenz erscheint und das Epineurium zart ist, kann die Neurolyse beendet werden. In der Regel wird die äußere Neurolyse mit einer *Verlagerung* des Nerven in gesundes Nachbargewebe verbunden, um neuerlichen Verwachsungen vorzubeugen. Eine Einscheidung des Nerven in Faszie oder körperfremdes Hüllmaterial hat sich nicht als zweckmäßig erwiesen, da sie erneute Verwachsungen eher begünstigt. Von größter Bedeutung ist allerdings eine subtile Blutstillung.

Wenn der Nerv nach der äußeren Neurolyse aber weiterhin eingeschnürt bleibt und fibröse Verdickungen bestehen, wird jetzt die *innere Neurolyse* (Abb. 5) angeschlossen. Bei stark verdicktem Epineurium kann eine Strangulation bestehen. Der Nerv wird dann durch eine Spaltung des Epineuriums in Längsrichtung vom Gesunden her entlastet (*Epineurotomie*). Wenn auch dies noch keine wirksame Entlastung bringt, muß das Epineurium ganz oder teilweise reseziert werden (partielle oder komplette *epifaszikuläre Epineurektomie*). Bei weiter bestehender bindegewebiger Nervenkompression wird in solchen Fällen der Eingriff als *intraneurale Neurolyse* fortgesetzt. Durch mikrochirurgische Präparation werden die großen Einzelfaszikel oder Faszikelgruppen freigelegt und das dazwischen gelegene narbig verdickte Bindegewebe reseziert (*interfaszikuläre Epineurektomie*). Die Neurolyse wird abgebrochen, wenn eine ausreichende Faszikelentlastung erreicht ist. Eine Isolierung sämtlicher Faszikel ist nicht erforderlich, die innere Plexusbildung muß respektiert werden und das Perineurium intakt bleiben.

Die intraneurale Neurolyse läßt sich nicht immer in der geschilderten Weise vornehmen. Falls eine vollständige Vernarbung aller Faszikel vorliegt, muß der geschädigte Anteil reseziert und durch Transplantation überbrückt werden. Wenn einige Faszikel intakt sind, werden diese erhalten, nur die geschädigten reseziert und durch interfaszikuläre Transplantate ersetzt (Abb. 6 a, b).

Postoperativ wird die Extremität für die Zeitdauer der Wundheilung (etwa 10 Tage) ruhiggestellt, danach wird mit krankengymnastischen Übungsbehandlungen begonnen.

4.3.2 Nervennaht

Angestrebt wird die spannungsfreie Wiederherstellung der Kontinuität morphologisch intakter Nervenquerschnitte mittels atraumatischer Operationstechnik.

Vorbereitung der Nervenstümpfe. Bei frischen offenen Schnittverletzungen liegen in der Regel glatte Schnittflächen vor und die Stümpfe sind nicht

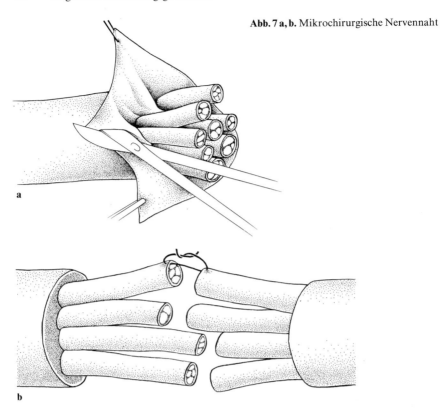

Abb. 7 a, b. Mikrochirurgische Nervennaht

a

b

stärker retrahiert. In diesen Fällen kann meist ohne größere Mobilisierung eine primäre End-zu-End-Naht spannungsfrei durchgeführt werden. Erfolgt der Eingriff als Sekundärversorgung und sind die Stümpfe stärker geschädigt, was nur unter dem Operationsmikroskop sicher zu beurteilen ist, muß eine ausreichende Anfrischung erfolgen. Dazu erfolgt zunächst ihre Darstellung vom Gesunden her. Bei monofaszikulären Nerven genügt im allgemeinen eine scheibenförmige Resektion in Höhe der Verletzung, wozu der Nerv mit Kunststoff oder Papier umhüllt und scharf durchtrennt wird. Unter Umständen muß die Resektion weiter nach proximal und distal fortgesetzt werden, bis ein regelmäßiges Faszikelmuster zu erkennen ist. Bei polyfaszikulären Nerven ist ein anderes Vorgehen angebracht: Noch im gesunden Bereich wird das Epineurium gespalten und abpräpariert, die einzelnen Fasergruppen werden isoliert und auf die Verletzungsstelle zu präpariert (Abb. 7 a, b), wobei längsverlaufende intraneurale Gefäße koaguliert werden. Die einzelnen Faszikel werden dann dort angefrischt, wo sie ihr normales Aussehen verlieren.

Vereinigung der Nervenstümpfe. Um ein gutes Operationsergebnis zu erzielen, müssen die korrespondierenden Faszikel der Nervenquerschnitte miteinander verbunden und eine Achsenverdrehung der Stümpfe vermieden werden. Zur Vereinigung *monofaszikulärer* Nerven genügt die lockere Annäherung der Perineuralränder. Eine dichte Nahtreihe ist nicht notwendig, sondern kann durch Erhöhung des intraneuralen Druckes sogar zur Verwerfung der Fasern führen (Abb. 8 a, b). Der verbleibende spaltförmige Raum zwischen den Stümpfen schließt sich durch einen Fibrinfilm und wird innerhalb weniger Tage bindegewebig überbrückt.

Schwieriger gestaltet sich die Nahttechnik bei *oligofaszikulären* Nerven. Hier besteht die Gefahr, daß die Faszikel des proximalen Stumpfes nicht die gegenüberliegenden Faszikel erreichen, sondern nur in das interfaszikuläre Epineurium einwachsen. Durch die konventionelle epineurale Nervennaht ist eine optimale Vereinigung der Stümpfe nicht möglich. Bei zu enger Naht könnte eine Faszikelverwerfung erfolgen, bei zu lockerer Naht kann durch die längsgerichtete Nervenelastizität eine Separation der Faszikel eintreten.

Falls kein nennenswerter Defekt vorliegt, lassen sich die korrespondierenden Faszikel leicht identifizieren. Aber schon bei kleinen Defekten kommt es zu Differenzen im Faszikelmuster. Bei weit distalen Läsionen kann man sich damit behelfen, daß bis zur Nervenaufteilung präpariert und dann die einzelnen Faszikelgruppen retrograd bis zur Schnittfläche zurückverfolgt werden.

Zur Aufrechterhaltung der Stumpfvereinigung sind verschiedene Nahttechniken möglich. Die konventionelle *epineurale Nervennaht* (Abb. 8, 9)

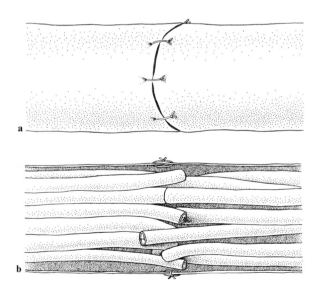

Abb. 8 a, b. Konventionelle (epineurale) Nervennaht

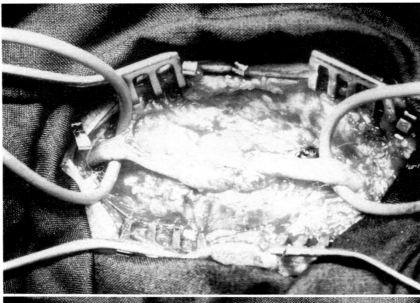

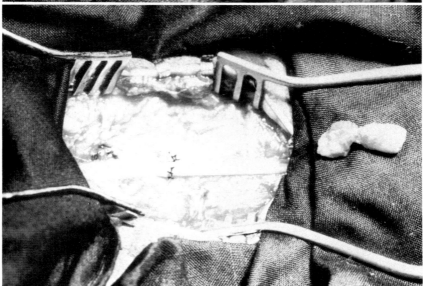

Abb. 9 a, b. Konventionelle Nervennaht (Operationsfoto). **a** Darstellung der Stümpfe. **b** Nervennaht nach Neuromresektion

um die Zirkumferenz eignet sich gut für mono- und oligofaszikuläre Nerven. Sie hat den Vorteil, daß dabei das eigentliche Nervengewebe nicht traumatisiert wird. Es besteht jedoch die Gefahr, daß das rasch proliferierende epineurale Bindegewebe von außen in die Vereinigungsstelle hineinwächst und das Aussprossen der proximalen Nervenfasern behindert. Empfohlen wird deshalb, an beiden Stümpfen einen Streifen des epifaszikulären Perineuriums zu resezieren.

Zur Vereinigung großer Einzelfaszikel innerhalb eines Nervenquerschnitts ist die *perineurale Naht* gut geeignet, wobei allerdings das Gewebe stärker traumatisiert wird. Bei polyfaszikulären Nerven wird heute überwiegend die Technik der *interfaszikulären Nervennaht* (vgl. Abb. 7 a, b) angewendet. Durch mikrochirurgische Präparation werden die einzelnen Faszikelgruppen dargestellt und durch epi- oder perineurale Nähte verbunden, die zwischen den Faszikeln verankert werden.

Um die Fremdkörperreaktion durch das Nahtmaterial zu vermeiden, wurden Nerven auch mit Fibrin geklebt. Dickere Fibrinschichten verursachen jedoch ebenfalls eine Fremdkörperreaktion und können die aussprossenden Axone ablenken. Die Kunststoffkleber (Butylzyanoakrylat) haben sich gleichfalls nicht bewährt, da sie stark gewebsschädigend wirken.

Zur Vermeidung der Bindegewebseinsprossung von außen in die Nahtstelle, Verwachsungen mit der Umgebung und um das Axonwachstum in geordnete Bahnen zu lenken, wurde die Einscheidung der Naht mit verschiedenen Materialien versucht (Millipore, Silastik, Surgicel, Kollagen, Dura, Vene). Die Ergebnisse waren nicht überzeugend. Die epineurale Bindegewebsbildung wird nicht vermindert und zwischen Nervenoberfläche und dem Hülltubus kann sich seröse Flüssigkeit ansammeln. Der sicherste Schutz für die Nahtstelle ist die Einbettung in gesundes Weichteilgewebe.

4.3.3 Überbrückung von Nervendefekten

Eine Nervennaht unter Spannung sollte unbedingt vermieden werden. Sie führt zur Stumpfdehiszenz, verstärkter Bindegewebsbildung und innerer Separation der Faszikel mit Bildung einer breiten Narbe und Überdehnung des Nerven mit Degeneration und Fibrose der Nervenfasern. In der Praxis bedeutet dies, daß bei älteren Nervenverletzungen oder nach ausgiebiger Stumpfanfrischung eine End-zu-End-Naht in Funktionsstellung der benachbarten Gelenke nicht möglich ist und Methoden der Defektüberbrückung zum Einsatz kommen müssen.

Kleine Defekte können durch *Mobilisierung* der Stümpfe ausgeglichen werden, doch besteht bei zu ausgedehnter Mobilisierung die Gefahr, daß die nervale Blutversorgung gestört und abgehende Seitenäste verletzt werden. An beugeseitig verlaufenden Nerven sind Längengewinne durch *Beugung der Nachbargelenke* möglich. Bei Freigabe der Bewegung wird jedoch die Nervennaht wiederum unter Spannung gesetzt, was zu Dehnungsschäden an den aussprossenden Nervenfasern und vermehrter Bindegewebsproliferation an der Nahtstelle führt, weshalb auch diese Methode nur bei kleineren Defekten in Frage kommt. Streckseitig verlaufende Nerven können *zur Beugeseite verlagert* werden, was Längengewinne von 2–4 cm erbringt. In der Praxis kommt dieses Verfahren gelegentlich am N. ulnaris in Betracht, seltener am proximalen N. radialis. Auch die *Verkürzungsosteotomie* ist nur dann berechtigt, wenn ohnehin eine Pseudarthrose operiert werden muß.

In den meisten Fällen wird man sich deshalb bei Defekten von über 2 cm zu einer *Nerventransplantation* (Abb. 10, 11 a, b) entschließen, obwohl Spendernerven gleichen Kalibers nicht zur Verfügung stehen und der Methode der prinzipielle Nachteil innewohnt, daß die auswachsenden Axone zwei Nahtstellen zu überwinden haben. In der Vergangenheit ist auf diesem Gebiet viel experimentiert worden. Heterologe Transplantationen waren ausnahmslos Mißerfolge, da die immunologische Abwehr nicht auszuschalten war. Auch bei homologen Transplantaten kam es aus dem gleichen Grund immer zur Fibrose und Kollagenisierung; auch Maßnahmen zur Desantigenisierung, wie Bestrahlung, Lyophilisierung, Konservierung in Cialit. Kortisongaben oder Milliporeeinscheidung haben die Ergebnisse nicht verbessert.

Bei Verletzung zweier benachbarter Nerven mit größeren Defekten kommt gelegentlich eine *gestielte Nerventransplantation* in Betracht, wobei der entbehrlichere für den funktionell wichtigeren geopfert wird, z. B. der N. ulnaris für den N. medianus oder der N. tibialis für den N. peronaeus. Gegen dieses Verfahren spricht jedoch, daß sich die Faszikelstrukturen nicht entsprechen und das Nervenzentrum durch mangelhafte Blutversorgung nekrotisch werden kann. Ob freie Transplantationen von Nervenstämmen mit mikrochirurgischem Gefäßanschluß bessere Ergebnisse erbringen, bleibt abzuwarten.

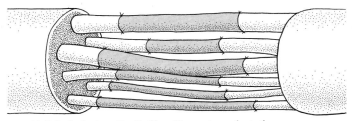

Abb. 10. Prinzip der interfaszikulären Nerventransplantation

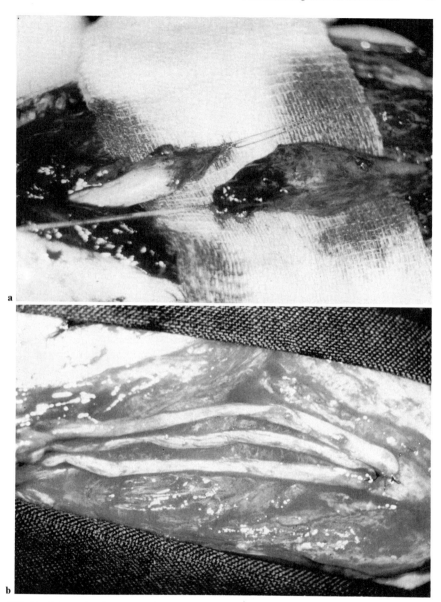

Abb. 11 a, b. Interfaszikuläre Nerventransplantation am N. ulnaris (Operationsfotos). **a** Darstellung der Nervenstümpfe. **b** Einpassung der Interponate und Fertigstellung der Anastomosen

Nervenpfropfungen werden in der Chirurgie der peripheren Nerven kaum noch ausgeführt, da sie die gleichen Nachteile wie gestielte Transplantate haben. Angebracht ist dieses Verfahren dagegen in der Plexuschirurgie (vgl. S. 63).

Methode der Wahl bei peripheren Nervendefekten ist heute die *autologe interfaszikuläre Nerventransplantation*. Die Indikation ist gegeben, wenn

- zur Überbrückung von Nervendefekten eine andere Möglichkeit (z. B. Volarverlagerung) nicht besteht,
- bei der Sekundärversorgung die Stümpfe durch Retraktion weit auseinandergewichen sind,
- stark geschädigte Nervenstümpfe ausgiebig angefrischt werden müssen.

Kontraindikationen bestehen bei

- schweren irreparablen Gelenkfehlstellungen,
- ausgedehnten trophischen Hautveränderungen,
- funktionell unbedeutenden Nervenausfällen.

Die Operation beginnt, wie bei der konventionellen Nervennaht, mit der Darstellung des Nervendefekts durch einen ausreichend großen Hautschnitt. Vom Gesunden her werden dann die Stümpfe präpariert und die Faszikelgruppen dort durchtrennt, wo sie unter dem Operationsmikroskop geschädigt erscheinen. Zur Vermeidung der Bindegewebsproliferation mit Narbenbildung im Nahtbereich wird das Epineurium beidseits inzidiert und in einem 1 cm breiten Streifen reseziert.

Nach übersichtlicher Darstellung des Defektes erfolgt dann die Entnahme des Spendernerven. Am besten geeignet ist der N. suralis, der durch einen queren Hautschnitt am Außenknöchel neben der V. saphena parva aufgesucht und durch mehrere weitere Hautschnitte nach proximal freigelegt wird; er hat eine Länge von 35–40 cm und seine Entnahme verursacht lediglich einen kleinen hypästhetischen Bezirk an der Fußaußenkante. Gleichfalls geeignet sind der N. cutaneus antebrachii medialis und der N. cutaneus femoris lateralis. Nur in Ausnahmefällen ist man auf andere Autotransplantate angewiesen: N. saphenus, N. cutaneus antebrachii lateralis, Nn. intercostales, R. superficialis n. radialis, N. cutaneus antebrachii posterior aus dem N. radialis, R. dorsalis n. ulnaris.

Anschließend werden die Spendernerven in den Nervendefekt eingepaßt und fixiert (proximal und distal je 1–2 Einzelknopfnähte 10 × 0). Die Anastomosen müssen je nach der speziellen Situation in verschiedener Weise erfolgen:

- zwischen Faszikelgruppe und Hautnerv (durch interfaszikuläre Präparation wird der Nervenstumpf in die präformierten Faszikelgruppen zerlegt, die Nähte werden am Epineurium zwischen den Faszikeln oder dem Perineurium der Faszikel verankert),

— zwischen einander entsprechenden Sektoren der Nervenquerschnitte (bei polyfaszikulären Nerven ohne Gruppenstruktur),
— zwischen Einzelfaszikeln dünner Stümpfe und dem in Faszikel aufgeteilten Spender (bei dünnen Muskelästen).

Mit der geschilderten Technik benötigt man für den N. ulnaris 3–4, für den N. medianus 4–6 Transplantate.

Postoperativ wird die Extremität für die Zeit der Wundheilung ruhiggestellt, danach sollte möglichst bald die krankengymnastische Übungsbehandlung einsetzen.

Bei längeren Transplantaten ist es möglich, daß distal schon eine feste Narbe vorliegt, wenn die Axone bis dorthin vorgewachsen sind. Wenn auch klinische Zeichen des Regenerationsstillstandes erkennbar sind, nachweisbar am Verharren des Hoffmann-Tinel-Zeichens, ist gelegentlich eine Resektion der distalen Naht mit Sekundärnaht erforderlich.

Bei Verletzungen des *Plexus brachialis* ist ein differenzierteres Vorgehen erforderlich (vgl. S. 63). Offene Verletzungen mit Durchtrennung oder Zerreißung von Plexusanteilen können gelegentlich End-zu-End genäht oder durch Nerventransplantation direkt überbrückt werden. Bei den häufigeren Traktionsschädigungen ohne sichtbare Kontinuitätsunterbrechung und bei intraduralen Wurzelausrissen sind diese Verfahren nicht anwendbar. Hier kommt am ehesten die Methode des *Nerventransfers* in Frage: Hautschnitt durch die Axilla bis zum seitlichen Rand des M. latissimus dorsi an der Thoraxwand, übersichtliche transaxilläre Darstellung des gesamten Plexus von den Wurzeln bis zur Aufteilung in die langen Armnerven. Bei intraduralen Wurzelausrissen oder fibrotischen Veränderungen im Bereich der Wurzeln, Primär- oder Sekundärstränge werden die neuralen Strukturen nach distal präpariert und dort durchtrennt, wo operationsmikroskopisch normal erscheinende Faszikelstrukturen angetroffen werden. Sodann werden an der seitlichen Thoraxwand 4–6 Rippen dargestellt und die Interkostalnerven am unteren Rippenrand aufgesucht und durchtrennt. Die zentralen Stümpfe der Interkostalnerven werden dann unter Zwischenschaltung der zuvor entnommenen Suralistransplantate mit den distalen Stümpfen der angefrischten Plexusanteile (Sekundärstränge oder lange Armnerven) anastomosiert. Die Anastomosierung mit möglichst vielen Nervenstümpfen hat sich nicht bewährt, funktionell günstiger ist der Versuch der Wiederherstellung der Hauptfunktionen im Bereich der Nn. musculocutaneus, medianus und radialis.

Bei den stumpfen Plexusschädigungen sind gelegentlich auch *Nervenpfropfungen* angebracht und erfolgreich. Als Spender kommen der N. accessorius und die Interkostalnerven in Betracht, die mit den Sekundärsträngen oder langen Armnerven verbunden werden.

4.3.4 Ersatzoperationen

Motorische Ersatzoperationen. Insbesondere an der Hand sind bei irreparablen Nervenverletzungen zur Verbesserung der Gebrauchsfähigkeit gelegentlich motorische Ersatzoperationen angezeigt. Dazu müssen jedoch bestimmte Voraussetzungen erfüllt sein:

- es dürfen keine Gelenkkontrakturen vorliegen,
- Schutzsensibilität und Trophik in der Peripherie müssen erhalten sein,
- die Narben- und Hautverhältnisse müssen eine Sehnenverpflanzung ermöglichen,
- der Patient selbst muß den Gesundungswillen beisteuern und sollte möglichst nicht über 45 Jahre alt sein.

Die gängigste Methode ist der *Muskel- und Sehnentransfer,* meist als gestielte Sehnenverpflanzung, wobei die Sehne eines funktionstüchtigen in die Sehne eines gelähmten Muskels verpflanzt wird. Die verbleibende Funktion des Spenders darf nicht zu stark geschwächt werden und Kraft und Bewegungsamplitude müssen aufeinander abgestimmt sein, damit ein Kräftegleichgewicht mit Stabilität der Gelenke in Mittelstellung erreicht wird. Der neue Kraftspender muß eine wichtigere Funktion als zuvor übernehmen. Es werden immer Sehnen der gleichen Synergistengruppe (Handgelenkbeuger auf Fingerstrecker, Handgelenkstrecker auf tiefe Fingerbeuger) verpflanzt und die Sehnenstümpfe sollen etwa vom gleichen Kaliber sein. Für eine optimale Zugkraft ist die End-zu-End-Naht (Durchzugsnaht mit rostfreiem Stahldraht) am günstigsten. Verdrehungen oder Richtungsänderungen führen zu Kraftverlust und Verwachsungen.

Sehnenverlängerungen sind mit freien Sehnentransplantaten aus dem M. palmaris longus, dem M. plantaris oder den langen Zehenstreckern möglich. *Tenodesen* an Sehnen gelähmter Muskeln können Fehlstellungen ausgleichen oder synergistische Mitbewegungen erreichen. Gelenkfehlstellungen sind auch durch *Arthrodesen* in optimaler Stellung dauerhaft zu korrigieren, wodurch nicht gelähmte Muskeln ihre volle Kraft auf die peripheren Gelenke entfalten können. Auch *Kapselplastiken* können Gelenkfehlstellungen ausgleichen und, z. B. bei der Krallenhand mit Hyperextension, die Funktion der langen Strecker besser wirksam werden lassen.

Die motorischen Ersatzoperationen verhelfen bei irreparablen Nervenschädigungen an der Hand zu begrenzten Funktionsverbesserungen, die im wesentlichen aber nur die einfachen Grundfunktionen betreffen, wie Öffnen und Schließen der Hand oder Daueropposition des Daumens zum Festhalten von Gegenständen. Das volle Ausmaß der Bewegungsmechanik läßt sich nicht wiederherstellen.

Sensible Ersatzoperationen. Auch sensible Ersatzoperationen kommen aus-schließlich an der Hand in Frage. Sie haben das Ziel, die taktile Gnosis, das „Fingerspitzengefühl" zu verbessern. Dafür sind einige Bereiche an der Hand besonders wichtig: Die ulnar-palmare Greiffläche des Daumenend-gliedes und der distalen Hälfte des Grundgliedes, die Radialbeugeseite des Zeige- und Mittelfingers (vor allem Mittel- und Endglied) sowie die Ulnar-beugeseite des Kleinfingers. Daraus ergibt sich, daß solche Eingriffe vor-zugsweise bei irreparablen Medianusschädigungen indiziert sind. Bei der proximalen Ulnarislähmung steht der motorische Ausfall ganz im Vorder-grund, bei der Radialislähmung fallen die Gefühlsstörungen am Handrük-ken sowie den Streckseiten von Daumen und Zeigefinger funktionell nicht ins Gewicht.

Die Indikation zur Ersatzoperation ist gegeben bei

– gefühllosen Hautarealen in funktionell wichtigen Gebieten,
– gefühllosem Daumen,
– Fingernervenschädigung nach erfolgloser Nervennaht.

Am gebräuchlichsten ist die Technik des *neurovaskulär gestielten Insel-lappens* nach Moberg, bei der Haut und Unterhaut mit den sensiblen End-organen aus einem sensibel weniger wichtigen Gebiet in eine funktionell wichtigere Zone verpflanzt werden und den Gebrauchswert der Hand er-heblich steigern können. Entnommen wird der Insellappen an der ellensei-tigen Hälfte der Kuppe des Mittelfingers oder an der Radialseite des Mittel- oder Ringfingers. Nach einer Umstellungszeit von einigen Monaten bis Jahren (zerebrale Neuorientierung) bessert sich die Zwei-Punkte-Diskrimi-nation in den meisten Fällen, ein normales Hautgefühl wird jedoch nicht wieder erreicht.

Als alternative Methode kommt die *Stiellappenplastik mit neuem Ner-venanschluß* in Betracht. Dabei wird ein Türflügellappen aus dem Endglied des Ringfingers gebildet und sein Fingernerv durchtrennt. Sodann wird der Weichteildefekt am Daumen mit dem Lappen gedeckt und der durchtrenn-te Fingernerv mit dem palmar-ulnaren Daumennerven verbunden. Eben-falls bei frischen Weichteildefekten oder sekundär bei Daumendefekten sind weitere Methoden der Lappenverschiebung mit Erhaltung der ur-sprünglichen Nervenversorgung aus dem Radialis- oder Medianusgebiet möglich. Zahlreiche Modifikationen wurden angegeben: Verpflanzung von radialisinnervierter Haut der Streckseite auf die Beugeseite unter Opferung des Daumenendgliedes, Austausch zweier gestielter Lappen (von der Streck- auf die Beugeseite), dorsopalmare Hautumlagerung, Lappenver-schiebung nach Hilgenfeldt (Verschiebung von radialisinnervierter Haut von der Dorsalseite des Zeigefingers in frische Defekte des Daumengrund- und -endgliedes), gestielte Türflügellappen mit erhaltenem R. superficialis

n. radialis oder die palmare Verschiebelappenplastik nach MOBERG. Alle genannten Methoden sind in ihren Ergebnissen etwa mit dem neurovaskulären Insellappen vergleichbar.

4.4 Postoperative Weiterbehandlung

Nach Neurolysen, Nervennähten und -transplantationen ist postoperativ eine *Ruhigstellung* im Gipsverband oder auf der Schiene für die Zeitdauer der Wundheilung (etwa 10 Tage) erforderlich, um die Nahtstellen zu entlasten und eine komplikationslose Wundheilung zu gewährleisten. Nach Plexuseingriffen legen wir für 3 Wochen einen Desault-Verband an. Zu lange Gelenkfixierungen begünstigen Muskelatrophien, Gelenkversteifungen und Sehnenverklebungen und verzögern den Beginn der Nachbehandlung.

Um den Tonus in partiell gelähmten Muskel zu erhalten, eine Tonussteigerung der Antagonisten zu verhüten und die Überstreckung gelähmter Muskeln zu vermeiden, ist eine *medikomechanische Nachbehandlung* durch gut angepaßte Schienen erforderlich. Am wichtigsten sind Radialis- und Peronaeusschienen sowie Armabduktionsschienen nach Plexusverletzungen.

Die *funktionelle Nachbehandlung* soll die Gelenkbeweglichkeit erhalten und Kontrakturen vermeiden bzw. bekämpfen. Dabei sind Zeitplan und Dosierung wichtig. Durch zu frühe oder zu intensive Behandlung können Schmerzen und Reizergüsse in Gelenken und Sehnenscheiden auftreten. Die Behandlung beginnt mit *Wärmeanwendungen,* die lokal hyperämisierend wirken und die Stoffwechsel- und Resorptionsvorgänge beschleunigen. *Massagen* leiten die Bewegungstherapie ein und wirken günstig auf Lymphstauungen; sie dürfen aber erst begonnen werden, wenn die Wundheilung abgeschlossen ist und keine entzündlichen oder trophischen Weichteilveränderungen vorliegen. Bei Muskelversteifungen und Gelenkkontrakturen wird frühzeitig mit *passiven Bewegungsübungen* begonnen, die schmerzlos sein und ausreichend lange fortgesetzt werden sollen. Sie werden nach und nach gesteigert, bis komplexe Bewegungsabläufe eingeübt werden. Diese Form der Bewegungstherapie wird mit Einsetzen der Reinnervation oder beim Vorliegen motorischer Restfunktionen in die *aktive Übungsbehandlung* übergeleitet. Sie soll Schonhaltungen beseitigen und Ersatzfunktionen nicht gelähmter Muskeln anbahnen; am wirksamsten ist hierbei das isometrische Muskeltraining.

Über den Wert der *Elektrotherapie* bestehen keine einheitlichen Auffassungen. Die Reinnervation wird dadurch sicher nicht beschleunigt, sie fördert aber die Durchblutung und soll die Atrophie der gelähmten Muskulatur verzögern. Nach Einsetzen der aktiven Beweglichkeit hat sie keine Berechtigung mehr.

4.5 Ergebnisse der Nervenoperationen

Mehrere Faktoren beeinflussen die Ergebnisse von Nervenoperationen. Von großer Bedeutung ist der *Operationszeitpunkt:* Bei langanhaltender Denervierung atrophieren und degenerieren die sensiblen Endorgane und motorischen Endplatten, die Muskulatur wird atrophisch und fibrös umgewandelt; in gleicher Weise kommt es zur Fibrose im distalen Nervenstumpf mit Schrumpfung der Endoneuralrohre. Der zu erwartende Erfolg wird um so besser sein, je kürzer das Intervall zwischen Verletzung und definitiver Versorgung ist, weshalb heute der Eingriff zum „chirurgisch frühesten Zeitpunkt" gefordert wird. In der Praxis ist dies in der Regel die frühe Sekundärversorgung in der 3. bis 4. Woche nach offenen Verletzungen. Aber auch bei geschlossenen Nervenschädigungen sollte bis spätestens zum 6. Monat die Versorgung erfolgt sein, da nach diesem Zeitpunkt die Ergebnisse deutlich schlechter werden. Bei Operationen über 1 Jahr nach dem initialen Trauma ist nur noch in Ausnahmefällen mit motorischen Funktionsverbesserungen zu rechnen.

Wichtig ist ferner das Ausmaß der Nervenverletzung, also die *Schwere des Traumas.* Sie bestimmt den Schädigungsgrad der Nervenstümpfe, das Ausmaß der nachfolgenden Fibrose und macht eine ausreichende Stumpfanfrischung notwendig. Auch mögliche Begleitverletzungen, vor allem im Bereich der arteriellen Blutversorgung, Sehnen und Gelenke, können das Ergebnis nervenchirurgischer Operationen mitbestimmen. In solchen Fällen ist meist die frühe Sekundärversorgung der Nervenverletzung nach Abheilen der Begleitschädigungen angezeigt.

Auch die *Lokalisation der Nervenverletzung* ist von prognostischer Bedeutung. Generell haben proximale Verletzungen eine schlechtere Prognose als distale, weil die regenerierenden Axone längere Strecken zu durchwachsen haben und inzwischen in der Peripherie schon erhebliche degenerative Veränderungen vorliegen können. Je nach Lokalisation der Verletzung und Länge des Nerven sind somit ganz unterschiedliche Regenerationszeiten anzusetzen: Die Nn. musculocutaneus und axillaris brauchen mindestens 2 Monate, der N. radialis 2–4 Monate bis zum Beginn der Funktionsrückkehr. Die längsten Regenerationszeiten haben die Nn. ulnaris, ischiadicus und peronaeus (6–12 Monate). Besonders gut regenerieren Nervenverletzungen knapp oberhalb ihrer Aufzweigung in die Endäste. Dies wird damit erklärt, daß in dieser Höhe wegen der noch nicht erfolgten Ordnung in Astbahnen gute Chancen bestehen, daß die zugehörigen Faszikel ihre distalen Partner finden; weiter distal dagegen besteht eine größere Gefahr von motorisch-sensiblen Fehlanastomosen.

Schließlich wirkt sich auch das *Lebensalter* auf das zu erwartende Endresultat aus. Im Kindes- und Jugendalter ist mit deutlich besseren funktionellen Ergebnissen zu rechnen, die Funktionsrückkehr erfolgt schneller und ist qualitativ besser als im Erwachsenenalter.

Entscheidend für das Endergebnis ist jedoch in erster Linie die *technisch optimale Ausführung* der Nervenoperation. Es muß eine ausreichende Anfrischung der Nervenstümpfe erfolgen, was zuverlässig nur unter dem Operationsmikroskop möglich ist; auch die genaue Faszikeladaptation erfordert den Einsatz des Mikroskops. Daraus resultiert aber zwangsläufig häufiger die Notwendigkeit der Nerventransplantation. Nur auf diese Weise sind Nervendefekte spannungsfrei zu überbrücken, denn Zugbelastungen an der Nahtstelle steigern die Bindegewebsproliferation und Vernarbung, verhindern das Aussprossen der proximalen Axone in die distalen Endoneuralrohre und verurteilen den Eingriff zum Mißerfolg.

Zur Beurteilung des Regenerationsablaufs kann eine Axonsprossung von etwa 1 mm pro Tag angenommen werden. Die *motorische Funktionsrückkehr* wird durch klinische Untersuchungen von Muskelkontraktionen ohne Bewegungseffekt, Bewegungen gegen Widerstand und bei voller Kraftentfaltung geprüft. Zu achten ist dabei auf pathologische Mit- oder Fehlbewegungen durch axonale Fehleinsprossungen und Innervationsanomalien.

Auch das *EMG* wird zur Ergebnisbeurteilung herangezogen. Bei erfolgreicher Innervation werden anfangs nur einzelne motorische Einheiten innerviert. Die Latenzzeit ist verlängert, die Amplituden sind niedrig und verbreitert. Im weiteren Verlauf werden die Amplituden der MAP höher, sind aber noch stark polyphasisch. Bei Willkürinnervation zeigt sich ein stark gelichtetes Interferenzmuster, die pathologischen Fibrillationen verschwinden allmählich. Im EMG sind Reinnervationszeichen meist schon 2–3 Monate vor dem Auftreten willkürlicher Bewegungen nachweisbar.

Die *sensible Funktionsrückkehr* ist im allgemeinen früher als die motorische nachweisbar. Die anfängliche Einengung des Sensibilitätsausfalls infolge Übernahme sensibler Funktionen in der Intermediärzone durch Nachbarnerven darf deshalb nicht kritiklos als Operationserfolg gewertet werden. Die einzelnen sensiblen Qualitäten kehren nicht immer in gleicher Reihenfolge zurück. Meist folgen der Schmerzempfindung Kälte-, Wärme- und feine Berührungsempfindung; in anderen Fällen kehren Schmerz- und Berührungsempfindung gleichzeitig zurück. Die gleichzeitige Rückkehr der Schmerzempfindung und Schweißdrüsensekretion ist die Grundlage dafür, daß das Fortschreiten der Regeneration mit Hilfe des Ninhydrin-Tests verfolgt werden kann. Auch das Hoffmann-Tinel-Zeichen ist ein wichtiger klinischer Hinweis: Zartes Klopfen auf die Verletzungsstelle und entlang des Nervenstamms löst nach distal ausstrahlende Kribbelparästhesien aus, die dadurch entstehen sollen, daß die noch markscheidenlosen regenerierenden Nervenfasern gegenüber mechanischen Reizen besonders empfindlich sind. Der am weitesten distal gelegene Punkt, von dem aus noch Parästhesien auszulösen sind, wird als der Ort angesehen, bis zu dem die Axone bereits ausgewachsen sind. Der Nachweis des Zeichens spricht nicht unbedingt für eine funktionell wertvolle Nervenregeneration, doch kann bei seinem Fehlen oder Persistieren im Nahtbereich über längere Zeit prognostisch kaum noch mit einer Regeneration gerechnet werden.

Die *Ergebnisbeurteilung* ist stark von subjektiven Faktoren abhängig, was die großen Unterschiede in der Ergebnisinterpretation verschiedener Kliniken erklärt. Die Gründe dafür sind vielfältig:

– die große Regenerationskraft peripherer Nerven führt manchmal auch unter ungünstigen Bedingungen zu Teilerfolgen,
– funktionelle Ergebnisse werden fehlinterpretiert und Innervations-anomalien nicht berücksichtigt,
– der Nachweis eines Neuroms an der Nahtstelle spricht dafür, daß ein Großteil der Axonsprossen den distalen Stumpf nicht erreicht hat. Das Fehlen eines Neuroms besagt jedoch nichts über den funktionellen Wert der zu erwartenden Nervenregeneration.

Die motorische Funktionsrückkehr wird am sichersten durch engmaschige klinische Kontrolluntersuchungen erfaßt; ergänzend kommen die neurophysiologischen Untersuchungsmethoden (EMG, ENG) zum Einsatz. Von den sensiblen Qualitäten ist vor allem die Rückkehr der Schutzsensibilität (Schmerz-, Berührungs- und Temperaturempfindung) wichtig. Für den Gebrauchswert der Hand ist die Wiedergewinnung des Tastgefühls (taktile Gnosis) von größter Bedeutung, die mit dem Auflesetest nach MOBERG und der Zwei-Punkte-Diskrimination nach WEBER bestimmt werden. Auf die Bedeutung des Ninhydrin-Tests zur Bestimmung der Schweißsekretion wurde schon hingewiesen.

Durch *Neurolysen* sind in 80–100% günstige Resultate schon nach kurzer Zeit zu erwarten, vorausgesetzt, daß die Indikationsstellung korrekt erfolgte (narbige Verwachsungen und äußerer Druck). War die Neurolyse nicht erfolgreich, muß die Indikation nachträglich kritisch überprüft werden.

Mit brauchbaren Funktionsverbesserungen ist bei *konventionellen Nervennähten* in 50–60% zu rechnen, abhängig von der Lokalisation und dem Intervall zwischen Trauma und Operation. Recht gute Erfolgsaussichten haben Nähte an den Nn. axillaris, musculocutaneus, radialis und ischiadicus. Nach Medianusnähten kehrt die Daumenopposition am ehesten zurück, weniger gut dagegen die Funktion der kleinen Handmuskeln. Eine schlechtere Prognose haben Eingriffe an den Nn. ulnaris, tibialis und peronaeus communis.

Bei Anwendung *mikrochirurgischer Nahttechniken* lassen sich die Erfolgsquoten auf über 80% steigern, ebenfalls abhängig von den vorgenannten Bedingungen. Mit der *autologen interfaszikulären Nerventransplantation* werden brauchbare Wiederherstellungen zwischen 70% und 95% angegeben. Hier bestehen aber deutliche Beziehungen zur Resektionslänge: Durch die innere Plexusbildung kommt es bei größeren Defekten zu erheblichen Variationen in der Faszikeltopographie, wodurch Fehlanastomosen begünstigt werden. Bei nervenplastischen Eingriffen am Plexus brachialis hatten wir in 50% brauchbare motorische und in 70% gute sensible Wiederherstellungen.

Mißerfolge nach nervenchirurgischen Eingriffen können verschiedene Ursachen haben. Am häufigsten beruhen sie auf Störungen im Nahtbereich: Nahtdehiszenzen mit Kontinuitätsunterbrechung nach primären und sekundären Nervennähten mit Überschreiten der kritischen Resektionslänge, aber auch bei Wundheilungsstörungen, schließen das geordnete Vorwachsen der Axone praktisch aus. Auch bei äußerlich gut aussehender Naht und erhaltenem Epineurium kann durch innere Separation der Faszikel mit Narbenbildung die Axonregeneration behindert werden. Diese Situation tritt besonders dann ein, wenn der Nerv nach postoperativer Entlastungsstellung der Nachbargelenke wieder gedehnt wird (Naht unter Spannung) und schon ausgewachsene Axonregenerate sekundär geschädigt werden. Desgleichen bewirkt zuviel oder zu grobes Nahtmaterial eine vermehrte Bindegewebsproliferation an der Nahtstelle.

Im Bereich des proximalen Stumpfes kann bei unzureichender Anfrischung Narbengewebe das Auswachsen der Axone behindern. In den distalen Stümpfen können bei sehr langem Intervall zwischen Trauma und Nervenoperation die Endoneuralrohre schon so stark geschrumpft sein, daß die vorwachsenden Axonregenerate nicht zu funktionstüchtigen Nervenfasern ausreifen.

Nach zu langer Denervierung tritt unweigerlich eine Degeneration der motorischen und sensiblen Endorgane ein, die eine Funktionsrückkehr auch nach Neurotisation unmöglich machen. Bei maximaler Muskelatrophie und fehlendem Regenerationsneurom in Höhe der Verletzungsstelle haben deshalb nervenplastische Eingriffe kaum Aussicht auf Erfolg. In diesen Fällen ist die Indikation zur Ersatzoperation zu prüfen.

Gelegentlich sind nach Eingriffen an den peripheren Nerven auch *Reoperationen* erforderlich. Solche Revisionen sind dann angezeigt, wenn nach der physiologischen Frist keine Regeneration erfolgt, obwohl die Endorgane nicht irreversibel geschädigt sind. Dies kann der Fall sein, wenn ein Stumpfneurom das gerichtete Auswachsen der Axonsprossen verhindert und das Hoffmann-Tinel-Zeichen an umschriebener Stelle verharrt. Um jedoch die Regenerationschancen zu wahren, sollte eine Revision nicht später als 3–4 Monate nach der Erstoperation erfolgen.

5 Spezielle Traumatologie der peripheren Nerven

5.1 Nervenschädigungen an der oberen Extremität

5.1.1 Plexus brachialis

Anatomie. Der Plexus brachialis wird von den Rami ventrales der Wurzeln C 5–Th 1 gebildet, als Normvariante auch aus C 4–C 8 (Präfixation) oder C 6–Th 2 (Postfixation). Die Rami ventrales vereinigen sich zu den drei Primärsträngen (Truncus superior = C 5 + C 6; Truncus medius = C 7; Truncus inferior = C 8 + Th 1), die durch die Skalenuslücke ziehen und zusammen mit der A. subclavia zwischen Klavikula und erster Rippe die Achselhöhle erreichen. In dieser Höhe erfolgt eine Neuformierung der Fasern (Abb. 12) in die Sekundärstränge: Aus den dorsalen Anteilen der Trunci bildet sich der Fasciculus posterior, aus den ventralen Anteilen des Truncus superior und medius entsteht der Fasciculus lateralis und aus den restlichen Fasern des Truncus inferior wird der Fasciculus medialis.

In der Achselhöhle gehen aus den Sekundärsträngen die langen Armnerven in folgender Verteilung hervor:

- aus dem Fasciculus posterior (C 5–Th 1) die Nn. axillaris (C 5, C 6) und radialis (C 5–Th 1),
- aus dem Fasciculus lateralis (C 5–C 7) der N. musculocutaneus (C 5–C 7) und die laterale Wurzel des N. medianus (C 5–C 7),
- aus dem Fasciculus medialis (C 8–Th 1) die mediale Wurzel des N. medianus (C 8, Th 1) sowie die Nn. ulnaris (C 8, Th 1), cutaneus brachii medialis (C 8, Th 1) und cutaneus antebrachii medialis (C 8, Th 1).

Aus dem Plexus zweigen ferner kurze Rr. musculares zu den Mm. scaleni und longus colli, der N. subclavius (C 5, C 6) zum M. subclavius und die Nn. pectorales medialis und lateralis (C 5–Th 1) zu den Mm. pectoralis major und minor sowie folgende Nerven für die Schulterblattmuskulatur ab:

- N. dorsalis scapulae (C 3–C 5) für die Mm. levator scapulae, rhomboidei major und minor,
- N. thoracicus longus (C 5–C 7) für den M. serratus anterior,

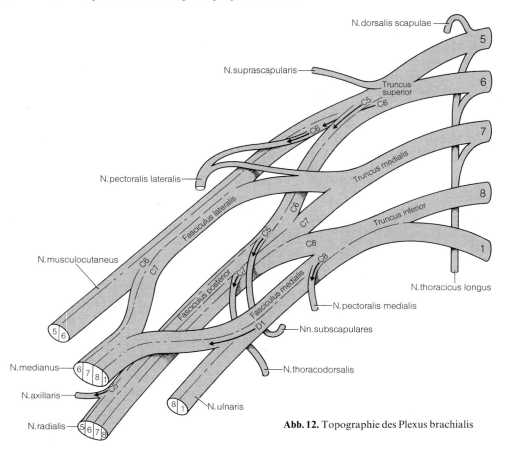

Abb. 12. Topographie des Plexus brachialis

- N. suprascapularis (C 4–C 6) für die Mm. supra- und infraspinatus und das Schultergelenk,
- N. subscapularis (C 5–C 8) für die Mm. subscapularis und teres major,
- N. thoracodorsalis (C 6–C 8) für den M. latissimus dorsi.

Die sensible Innervation ist in Abb. 13 a–d dargestellt.
Nach topographischen Kriterien sind Plexusverletzungen folgender Lokalisation möglich:

- Wurzelausriß aus dem Halsmark (supraganglionär),
- peripherer Wurzelabriß (infraganglionär),
- Verletzung der Primärstränge (supraklavikulär),
- Verletzung der Sekundärstränge (infraklavikulär),
- Verletzung nach Aufteilung in die langen Armnerven.

Klinik. Plexusverletzungen werden in der Mehrzahl durch *Verkehrsunfälle* verursacht; von den 3% Nervenverletzungen nach Unfällen betreffen 1/3 den Plexus brachialis. Meist sind es schwere Traumen unter Mitbeteiligung von Kopf, Hals, Schulter, Arm, Thorax, Abdomen und unteren Extremitäten. Selten handelt es sich um offene, scharfe Verletzungen durch Stich oder Schuß, wesentlich häufiger sind die geschlossenen Verletzungen, in typischen Fällen bei Motorradfahrern durch Zugschädigung infolge Überdehnung. Je nach Unfallmechanismus können verschiedenartige *Verletzungstypen* resultieren: Beim Aufprall mit der Schulter und zur Gegenseite geschleudertem Kopf werden die Fasern der Segmente C 5 und C 6 am stärksten gedehnt, bei Zerrung des Arms nach hinten-oben werden vor allem die Wurzeln C 8 und Th 1 geschädigt. Maximale Gewalteinwirkungen können zum Ausriß der Wurzeln aus dem Halsmark oder zum peripheren Wurzelabriß führen.

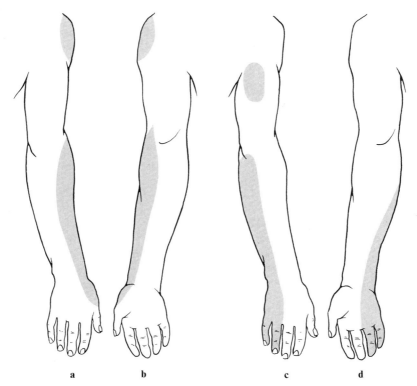

a   b   c   d

Abb. 13 a–d. Sensible Innervationsgebiete des Plexus brachialis. **a, b** Oberer Plexus brachialis. **c, d** Unterer Plexus brachialis

Als *weitere Schädigungsursachen* kommen Transmissionsverletzungen, Frakturen der Klavikula, der Rippen und der Skapula sowie Luxationen im Schulter-Schlüsselbeingelenk in Frage.

Geburtstraumatische Plexusschädigungen sind möglich bei

- Mißverhältnis zwischen Schulterbreite und Beckenweite, auch bei Spontangeburten,
- Druck der Zangenblätter bei Zangenentbindung,
- Zug- und Druckschädigung (durch den 2. und 3. Finger des Geburtshelfers) bei der Entwicklung des nachfolgenden Kopfes aus Steißlage (Handgriff nach Veit-Smellie).

Das Schädigungsbild ist unterschiedlich und vom Ausmaß des Zuges abhängig:

- Läsion der Wurzeln C 5 und C 6 mit Innenrotation des Arms und Streckstellung des Ellenbogens,
- Läsion der Wurzeln C 5–C 7 mit Mitbeteiligung des M. triceps, der Handgelenkextensoren und der Finger,
- Läsion der Wurzeln C 5–C 8, wobei nur noch die ulnaren Finger gebeugt werden können,
- totale Plexuslähmung (C 5–Th 1) einschließlich Horner-Syndrom.

Am weitaus häufigsten tritt eine obere Plexuslähmung auf, wobei nicht selten auch eine Phrenikusschädigung mit Zwerchfellparese besteht.

Nicht ungewöhnlich sind auch *iatrogene Plexusschädigungen.* Operationsbedingte Schädigungen kommen bei Eingriffen wegen Akromioklavikularsprengung, Osteosynthesen bei Klavikulapseudarthrose, Reposition einer Schulterluxation, Sternotomie, oberer hinterer Sympathektomie und axillärer Lymphknotenausräumung vor. Lagerungsschäden können auftreten bei der Trendelenburg-Lagerung, wobei der Plexus durch Aufwärtsverlagerung von Rumpf und Kopf gegen die fixierten Schultern und Arme zwischen Halswirbelsäule und Axilla gedehnt wird, in Rückenlage mit ausgelagertem Arm über dem Humeruskopf oder in Seitenlage durch Druck auf die untenliegende Achselhöhle (Differentialdiagnose: isolierte Axillarisparese). Injektionsschäden sind bei Axillaris- und Subklaviapunktionen, Stellatumblockaden und Plexusanästhesie möglich: nach einem elektrisierenden, ausstrahlenden Sofortschmerz mit Anästhesie verbleibt zunächst ein umschriebenes Taubheitsgefühl, später treten häufig kausalgiforme Schmerzen auf.

Strahlenschädigungen des Plexus brachialis sind nach Bestrahlungen des Halses, der Supraklavikulargrube und der Axilla möglich. Sie sind abhängig von Gesamtdosis, Fraktionierung, Zeitdauer, Feldgröße und Bestrahlungsart. Ursächlich kommen sowohl eine direkte Strahleneinwirkung auf die Axone, als auch – wahrscheinlich pathogenetisch bedeutsamer – eine

Schädigung der Gefäße und des Bindegewebes der Nerven mit nachfolgender Narbenbildung in Betracht. Anfangs bestehen Parästhesien (Pelzigkeit, Kribbeln) und ziehende oder brennende Schmerzen. Manchmal kommt es zu motorischen Reizerscheinungen (faszikuläre Zuckungen oder Myoklonien). Später treten Paresen, Sensibilitätsstörungen und trophische Störungen hinzu, die in späteren Stadien den Arm völlig gebrauchsunfähig machen. Nicht selten bestehen zusätzliche radiogene Veränderungen an den Nachbargeweben: oberflächliche Hautveränderungen, subkutane Gewebsindurationen, Lymphödem und Radionekrosen der benachbarten Knochen, die manchmal zu Spontanfrakturen führen können. Die Latenzzeit reicht von wenigen Monaten bis zu 20 Jahren, im Mittel 3–4 Jahre. Meist schreitet der Prozeß bis zum kompletten Funktionsausfall fort, gelegentlich kommt es auch zum Stillstand in einem stationären Defektzustand. Bei dieser Art der Plexusschädigung muß differentialdiagnostisch stets auch an eine regionale Metastasierung mit Plexusinfiltration gedacht werden.

Nicht zuletzt kann eine Plexusschädigung auch okkult-traumatisch dort erfolgen, wo das Nervengeflecht in physiologischen Engpässen verläuft: Beim Tragen schwerer und harter Lasten auf der Schulter ist als Kompressionsfolge eine obere Plexuslähmung möglich (sogenannte *Steinträgerlähmung*), die eine gute Spontanprognose hat und deshalb keiner besonderen Behandlung bedarf. Auch bei Bergsteigern kann durch Druck des Seils auf die Schulter eine obere Plexuslähmung entstehen. Die *Rucksacklähmung* bei Soldaten wird wahrscheinlich sowohl durch Druck von oben als auch durch Herunterziehen der Klavikula mit kostoklavikulärer Kompression ausgelöst, wobei neben einer oberen Plexuslähmung meist gleichzeitig eine Schädigung des N. thoracicus longus mit Serratuslähmung auftritt.

Relativ häufig wird der Armplexus im Bereich der hinteren *Skalenuslücke* komprimiert. Der enge Raum zwischen M. scalenus anterior und M. scalenus medius, durch den Plexus brachialis und A. subclavia ziehen, kann aus unterschiedlichen Gründen eingeengt werden. Ursächlich kommen dafür ein verbreiterter oder verlagerter Skalenusansatz, eine Halsrippe, ein fibröses Band zwischen kurzer Halsrippe und Klavikula oder ein zusätzlicher M. scalenus minimus (zwischen Querfortsatz C 7 und 1. Rippe) in Frage. Subjektiv klagen die Patienten über lageabhängige Armschmerzen mit Betonung der ulnaren Hand- und Unterarmseite. Daneben können Parästhesien, Hypästhesien, motorische Ausfälle (Schwäche der Hand und der Fingerbeweglichkeit) und ischämische Erscheinungen an der Hand bestehen. Als objektivierbare Befunde sind die Zeichen einer unteren Armplexusparese mit entsprechenden Sensibilitätsausfällen sowie Parese und Atrophie der Thenar-, Hypothenar- und Interosseusmuskulatur nachweisbar. Die Symptome können durch das Adson-Manöver provoziert werden (bei Kopfneigung nach hinten und zur Seite der Läsion und tiefer Inspiration werden die Mm. scaleni angespannt und die hintere Skalenuslücke eingeengt, wodurch der Radialispuls zum Verschwinden gebracht wird). Röntgenologisch sind manchmal eine Halsrippe oder ein vergrößerter Querfortsatz C 7 nachweisbar.

Bei einer Plexuskompression zwischen 1. Rippe und Klavikula kann es zum sogenannten *kostoklavikulären Syndrom* kommen, meist bei vorbestehender Deformierung der Klavikula und der 1. Rippe oder nach Klavikulafrakturen mit starker Kallusbildung. Die Symptome ähneln denen des Skalenus-Syndroms.

In seltenen Fällen werden der Plexus und die Subklavia-Gefäße unter dem Ansatz des M. pectoralis minor am Korakoid komprimiert, wenn der erhobene Arm stark nach hinten gezogen wird (*Hyperabduktions-Syndrom*). Subjektiv werden Parästhesien und Durchblutungsstörungen in den Fingern geklagt, eine Therapie ist jedoch selten erforderlich.

Nicht zuletzt muß daran gedacht werden, daß auch durch Tumordruck, vor allem den *Pancoast-Tumor,* eine untere oder totale Armplexusparese mit heftiger Brachialgie und Horner-Syndrom auftreten kann. Auch andere Tumoren (Mammakarzinom, Lymphogranulomatose und Lymphosarkom) kommen ursächlich in Frage.

Differentialdiagnostisch müssen bei Brachialgien ein Karpaltunnel-Syndrom, eine Thrombose der V. axillaris, eine veraltete Schulterluxation sowie eine Ruptur der langen Bizepssehne ausgeschlossen werden.

Eine Plexusläsion kann topographisch 5 Wurzeln, 3 Primärstränge, 3 Sekundärstränge und 12 Endnerven betreffen. Zusammen mit dem unterschiedlichen Schädigungsgrad ergibt sich somit eine Vielzahl verschiedenartiger Schädigungstypen.

Neurologisch können Plexuslähmungen wie folgt differenziert werden:

Obere Plexuslähmung (Duchenne-Erb), die häufigste Form, mit überwiegender Schädigung der Wurzeln C 5 und C 6. Daraus resultiert eine Lähmung der Nn. suprascapularis, axillaris, musculocutaneus und radialis mit Ausfall der Abduktoren und Außenrotatoren des Schultergelenks, der Ellenbogenbeuger, Mm. supinator und biceps, manchmal auch M. triceps, einiger Schulterblattmuskeln und Handextensoren. Der Oberarm kann im Schultergelenk nicht angehoben werden, Supination und Beugung im Ellenbogengelenk sind aufgehoben. Der Arm hängt schlaff nach unten und ist nach innen rotiert. Im Handgelenk ist die Streckung aufgehoben, es besteht eine Fallhand. Hand- und Fingerbeugung bleiben dagegen erhalten. Im Schultergelenk entwickelt sich eine Diastase. Die Sensibilität (Abb. 13) ist über der Schulter, an der Oberarmaußenseite und der Radialseite des Unterarms herabgesetzt oder aufgehoben, an der Palmarseite der Hand dagegen erhalten, manchmal aber auch weniger stark ausgeprägt.

Untere Plexuslähmung (Dejerine-Klumpke), vorwiegend die Wurzeln C 8 und Th 1 betreffend, wegen der geschützteren Lage dieser Wurzeln seltener. Gelähmt sind die Nn. ulnaris und medianus sowie distale Radialisanteile mit Ausfall der Unterarmmuskeln (Hand- und Fingerbeuger), der kleinen Handmuskeln und des M. abductor pollicis longus. Schulter- und Ellenbogengelenk bleiben funktionstüchtig. Durch die erhalten gebliebene Funktion des M. biceps und der langen Hand- und Fingerstrecker entwickelt sich die typische Krallenstellung der Finger mit Hyperextension im Grundgelenk und Flexion in den Interphalangealgelenken. Die Sensibilitätsstörung (Abb. 13) betrifft den ulnaren Unterarm und die Handkante (Versorgungsgebiet der Nn. cutanei brachii et antebrachii ulnaris), manchmal auch die Handfläche. Häufig kommt es bei der unteren Plexuslähmung zu einer Mitschädigung des Halssympathikus oder einer proximalen Schädigung der ersten Thorakalwurzel vor dem Abgang des Ramus communicans albus mit Entwicklung eines Horner-Syndroms (Miosis, Ptosis, Enophthalmus).

Komplette Plexuslähmung mit Totalausfall aller Plexusanteile, am häufigsten nach Motorradunfällen, bedingt einen vollständigen motorischen und sensiblen Funktionsverlust in Arm und Hand. Der Arm pendelt leblos am Körper, auch die Schultermuskulatur ist gelähmt. An der Oberarminnenseite kann eine Restsensibilität erhalten bleiben (Versorgung durch die Nn. intercostobrachiales).

Als *Sonderform* sind isolierte C 7-Ausfälle (proximales Versorgungsgebiet des N. radialis mit erhaltener Funktion des M. brachioradialis) sowie faszikuläre Lähmungstypen möglich:

- dorsaler Faszikel (Nn. radialis und axillaris, manchmal auch N. thoracodorsalis),
- lateraler Faszikel (N. musculocutaneus und laterale Medianusanteile),
- medialer Faszikel (N. ulnaris und mediale Medianusanteile sowie N. cutaneus antebrachii medialis).

Nach dem Schweregrad des Ausfalls ist eine neurologische Gradeinteilung möglich (nach KLINE):

Grad 0 = keine Muskelkontraktionen.

Grad 1 = proximale Muskeln kontrahieren sich, können aber Schwerkraft nicht überwinden.

Grad 2 = proximale Muskeln kontrahieren sich gegen Schwerkraft, die distalen sind funktionslos; Schutzsensibilität vorhanden.

Grad 3 = proximale Muskeln kontrahieren sich gegen Schwerkraft und etwas Widerstand; Berührungssensibilität in der autonomen Zone mit Überreaktion.

Grad 4 = alle Muskeln kontrahieren sich gegen Schwerkraft und geringen Widerstand; Berührungsempfindung ohne Überreaktion.

Grad 5 = alle Muskeln kontrahieren sich gegen mäßigen Widerstand (Sensibilität wie bei Grad 4).

Artdiagnose und Höhenfestlegung (topische Diagnostik) sind bei Plexusschädigungen schwierig, aber von großer Bedeutung für das weitere Vorgehen. Besonders wichtig für die Wahl der therapeutischen Maßnahmen ist die Unterscheidung zwischen Wurzelausriß, peripherem Wurzelabriß und Zerrschädigung ohne Kontinuitätsunterbrechung.

Schon der neurologische Befund ermöglicht eine nähere Differenzierung der Schädigungshöhe. Der Nachweis einer Parese der Mm. serratus anterior und rhomboidei spricht für eine rückenmarknahe Läsion im Bereich der Wurzeln C 5–C 7. Bei erhaltener Funktion der Mm. supra- und infraspinatus (N. suprascapularis) ist die Schädigung unterhalb des oberen Primärstranges, hinter dem Schlüsselbein, anzunehmen. Auch die Mitbeteiligung des M. pectoralis major ist für die Höhendiagnostik wichtig: Lähmung der pars supraclavicularis bei oberer Plexusläsion, der pars infraclavicularis bei unterer Plexusläsion.

Für einen *Wurzelausriß,* der bei etwa 50% aller Plexusschädigungen vorliegt, sprechen

- der Nachweis blutigen Liquors in der Akutphase (sofern nicht gleichzeitig eine Hirnkontusion vorliegt),
- neurologische Ausfälle am homolateralen Bein, dissoziierte Empfindungsstörungen, positive Pyramidenbahnzeichen und Sphinkterstörungen als Ausdruck einer gleichzeitigen medullären Schädigung,
- eine rasch einsetzende schwere Muskelatrophie im Arm,
- eine Mitbeteiligung der Schultergürtelmuskulatur (Mm. levator scapulae, rhomboidei und serratus) bei hohen Wurzelausrissen (da die versorgenden Nn. thoracicus longus und dorsalis scapulae schon kurz nach ihrem Austritt aus den Wurzeln C 5 und C 6 zu den Muskeln abzweigen),
- über mehrere Wochen anhaltendes Horner-Syndrom bei Ausrissen der Wurzeln C 8 und Th 1 (eine kurzdauernde Horner-Symptomatik wird auch bei tiefen Plexusläsionen durch Hämatomdruck direkt auf den Grenzstrang beobachtet).

Zur weiteren Differenzierung traumatischer Plexusschädigungen sind Zusatzuntersuchungen angebracht. Eine *Röntgenaufnahme* der Schulterregion gehört zur Routinediagnostik. Bei klinischem Verdacht auf Wurzelausriß wird eine zervikale *Myelographie* mit wäßrigem Kontrastmittel vorgenommen, die im positiven Falle den Befund der „traumatischen Meningozele" ergibt (kontrastmittelgefüllte, leere Wurzeltasche; Abb. 14). Bei der Interpretation der Befunde ist jedoch Vorsicht angebracht: Wenn die Untersuchung schon innerhalb der ersten 3 Wochen erfolgt, können traumatische Duraeinrisse einen falsch-positiven Befund verursachen. Leere Wurzeltaschen können auch durch einen distalen Wurzelstumpf oder arachniti-

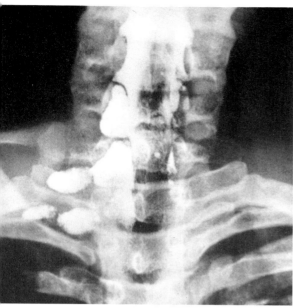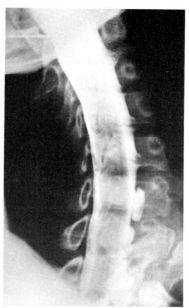

a

b

Abb. 14. a Ölige Myelographie, a.-p., bei Wurzelausriß C 7,8/Th 1 (traumatische Meningozele) [Für die Überlassung der neuroradiologischen Befunde danke ich Herrn Prof. Dr. K. Voigt, Direktor der Neuroradiologischen Abteilung der Universität Tübingen]. **b** Wäßrige Myelographie, seitlich, bei Wurzelausriß C 7,8 Th 1 (traumatische Meningozele)

sche Verwachsungen ausgefüllt sein. Fehlender röntgenologischer Nachweis von Wurzelausrissen schließt einen solchen somit nicht mit Sicherheit aus. Manchmal sind auch traumatische Arachnoidalzysten nachweisbar, die durch das Foramen intervertebrale ziehen oder intraspinal das Rückenmark verdrängen. Bei klinischen Hinweisen auf eine gleichzeitige Gefäßverletzung ist zusätzlich eine *Angiographie* erforderlich.

Auch die Untersuchung der *Schweißsekretion* ist von diagnostischem Wert. Da die vegetativ-efferenten Fasern für den Arm erst ab Th 4 entspringen und weiter distal über die Grenzstrangganglien den Plexus brachialis erreichen, bleibt bei ausschließlicher Wurzelläsion die Schweißsekretion erhalten. Störungen der Schweißsekretion sprechen somit für eine periphere Plexusschädigung.

Weitere Aufschlüsse gibt der *Histamintest*. Um eine mit 0,1 ml einer 1‰ igen Histaminlösung gesetzte Quaddel bildet sich in gesunden Hautbezirken ein etwa 2 cm großer Hof. Wenn die Verbindung zum Spinalganglion erhalten geblieben ist, bleibt die Reaktion auch in analgetischen Bezirken positiv. Ein positiver Histamintest ist bei Plexusläsionen ein Hinweis auf Hinterwurzelausriß.

Ergänzt wird die Diagnostik durch *elektrophysiologische Untersuchungen*. In der Frühphase (bis zu 3 Tagen nach dem Trauma), bevor die Axondegeneration eingetreten ist, kann die Nervenleitgeschwindigkeit noch geprüft werden. Bei Wurzelausrissen ist generell ein sensibles Nervenaktionspotential auslösbar, da der periphere Schenkel funktionstüchtig bleibt. Dagegen erlischt die sensible Erregungsleitung bei Läsionen distal vom Spinalganglion, da das Axon degeneriert. Von besonderem Wert ist die intraoperative Stimulation. Wenn peripher Nervenaktionspotentiale vorhanden sind, ist eine Kontinuitätsunterbrechung auszuschließen, was den weiteren Gang der Operation wesentlich bestimmt.

Behandlung. In der Vergangenheit wurden die chirurgischen Behandlungsmöglichkeiten bei Plexusverletzungen überwiegend negativ beurteilt, erst seit Entwicklung der mikrochirurgischen Technik sind die Erfolgsaussichten günstiger geworden. Operationsindikation und Auswahl der Methode haben zunächst Art und Schwere der Läsion zu berücksichtigen.

Bei *offenen Verletzungen* besteht grundsätzlich eine sofortige Operationsindikation, die je nach Befund als primäre End-zu-End-Naht oder Nerventransplantation durchgeführt wird. Wegen der häufig gleichzeitig vorliegenden Gefäßzerreißungen in der Axilla ist im Bedarfsfall die Zusammenarbeit mit dem Gefäßchirurgen erforderlich.

Geschlossene Verletzungen sind in der Akutphase in ihrem Schweregrad kaum zu beurteilen, so daß primär eine konservative Therapie erfolgt. Hierzu gehören eine Lagerung des Arms auf die Abduktionsschiene und schon in der Frühphase eine intensive passive Bewegungstherapie für die Gelenke der gelähmten Hand. Innerhalb der ersten 3–4 Wochen ist jedoch in aller Regel eine Grobeinstufung möglich. Für eine *leichtere Schädigung* sprechen

- leichtes Trauma (z. B. Schulterluxation),
- inkompletter oder fehlender Sensibilitätsausfall, geringe vasomotorische Störungen,
- fehlendes (Neurapraxie!) oder rasch fortschreitendes Hoffmann-Tinel-Zeichen,
- geringe oder fehlende Muskelatrophie,
- rasche klinische Funktionsbesserung,
- keine stärkeren Fibrillationen im EMG.

In diesen Fällen ist eine Kontinuitätsunterbrechung nicht anzunehmen und primär eine konservative Behandlung indiziert.

Für eine *schwere Schädigung* sprechen

- schweres allgemeines und lokales Trauma,
- kompletter Funktionsausfall,
- örtlich persistierendes Hoffmann-Tinel-Zeichen,
- schwere Paresen ohne Hoffmann-Tinel-Zeichen mit Beteiligung der Schultergürtelmuskulatur, Schmerzen und anhaltendem Horner-Syndrom (Verdacht auf Wurzelausriß).

Bei Verletzten mit diesen Symptomen ist prinzipiell eine operative Behandlung angezeigt.

Das Behandlungsregime umfaßt eine Palette verschiedener Maßnahmen, die nebeneinander oder als indikationsbedingte Alternativen zum Einsatz kommen:

Physio- und Physikotherapie zur Erhaltung der Gelenkbeweglichkeit und Verhütung von Kontrakturen durch passive und aktive Bewegungsübungen sowie zur Vermeidung der Muskelüberdehnung durch Schienenlagerung.

Äußere und innere Neurolyse in länger zurückliegenden Fällen, wo durch Kompression durch Narbengewebe, Strangulation der Nervenelemente durch Schrumpfung des Epineuriums oder diffuse Narbenfibrose innerhalb der einzelnen Plexusanteile die Funktionsrückkehr verhindert wird oder schwere Schmerzen verursacht.

Nervennaht oder Nerventransplantation zur Wiederherstellung der Kontinuität.

Neurotisation (Nerventransfer zwischen den Interkostalnerven und den peripheren Plexusstümpfen unter Zwischenschaltung von Nerveninterponaten).

Ersatzoperationen zur besseren Ausnutzung von Funktionsresten in benachbarten Gelenken.

Prioritäten der Operationsziele sind

- Ellenbogenfunktion,
- Hand- und Fingerbeugung mit Medianussensibilität,
- Schulterfunktion,
- Hand- und Fingerstreckung,
- Funktion der kleinen Handmuskeln.

In der Praxis gehen wir nach folgendem *Therapieplan* vor:

Akutphase. Offene Plexusverletzungen werden sofort versorgt, auch Kompressionen durch Fragmente der frakturierten Klavikula erfordern die frü-

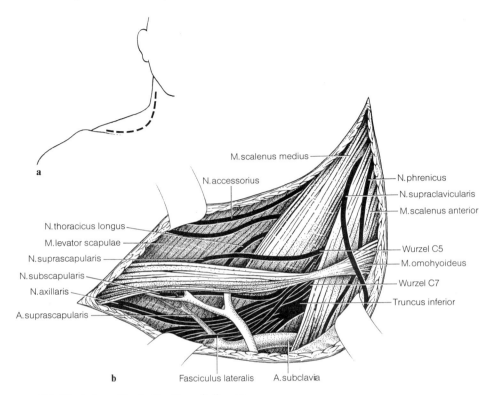

Abb. 15 a, b. Supraklavikuläre Plexusfreilegung

he Freilegung. Bei geschlossenen Verletzungen erfolgen neurologische Verlaufsuntersuchungen in kurzen Abständen, nach der dritten Woche ein EMG, um das Ausmaß der Spontanregeneration zu ermitteln. Leichtere Schädigungen (Neurapraxie) regenerieren innerhalb weniger Wochen, mittelschwere Schädigungen (Axonotmesis) zeigen zumindest eine beginnende Regeneration, erkennbar am Auftreten des Hoffmann-Tinel-Zeichens. Wenn schon in der Frühphase Wurzelausrisse oder periphere Wurzelabrisse nachweisbar sind, ist die Indikation zur Frühoperation gegeben, da eine Spontanrestitution nicht zu erwarten ist. Alle höhergradigen stumpfen Verletzungen ohne Hinweise auf Wurzelaus- oder -abrisse werden zunächst konservativ behandelt.

3. Monat. Zu diesem Zeitpunkt kann eine weitere Differenzierung zwischen konservativer Behandlung und aktivem Vorgehen erfolgen. Leichte bis mittlere Schädigungen zeigen eine in Gang gekommene oder schon abgeschlossene Regeneration (Distalwandern des Hoffmann-Tinel-Zeichens),

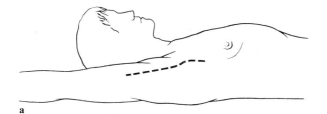

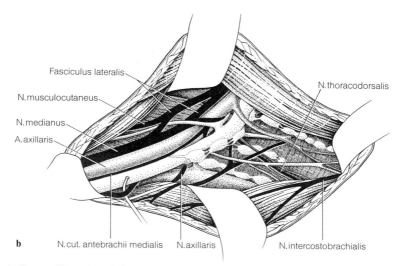

Fasciculus lateralis

N.musculocutaneus

N.medianus

A.axillaris

N.thoracodorsalis

b   N.cut. antebrachii medialis   N.axillaris   N.intercostobrachialis

Abb. 16 a, b. Transaxilläre Plexusfreilegung

ein operativer Eingriff ist zu diesem Zeitpunkt nicht erforderlich. Bei Verletzten, die erst jetzt erstmals vorgestellt werden, müssen Wurzelaus- oder -abrisse festgestellt oder ausgeschlossen und gegebenenfalls operiert werden. Zerrschädigungen werden weiter konservativ behandelt.

6. Monat. In den verbleibenden Fällen wird jetzt das weitere Vorgehen festgelegt. Wenn die Spontanregeneration einen nützlichen Grad erreicht hat, ist ein operativer Eingriff nicht notwendig. Bleibt die anfängliche Restitution stehen oder ist gar rückläufig, kann ein narbiges Regenerationshindernis bestehen und eine Neurolyse erfordern. Auch die schweren Traktionsschädigungen sollten spätestens zu diesem Zeitpunkt freigelegt werden, da weiteres Zuwarten keine Vorteile bringt, wegen der zunehmenden Muskelatrophie aber die Erfolgsaussichten deutlich schlechter werden.

Technisch wird so vorgegangen (Abb. 15, 16), daß zur Plexusexploration zunächst ein zickzackförmiger Hautschnitt angelegt wird (am Hals ent-

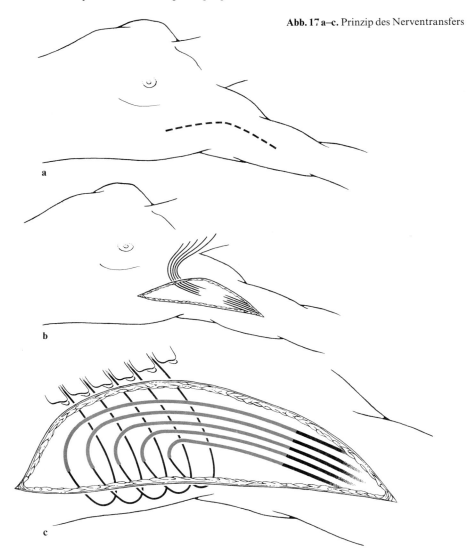

Abb. 17 a–c. Prinzip des Nerventransfers

lang der Hinterseite des M. sternocleidomastoideus bis zum medialen Ende der Klavikula, dann auf dieser entlang nach lateral, Überquerung des M. pectoralis major und Fortsetzung bis zum Oberarm). Die Darstellung der Wurzeln erfolgt nach medialer Abdrängung des M. sternocleidomastoideus zwischen den Mm. scalenus anterior und medius. Beim Nachweis von Wurzelausrissen aus dem Halsmark ist eine direkte Wiederherstellung der Kon-

tinuität nicht möglich. Es wird eine Verbindung der peripheren Plexus-
stümpfe mit den zentralen Stümpfen der in der mittleren Axillarlinie aufge-
suchten und durchtrennten Interkostalnerven und Zwischenschaltung von
Suralisinterponaten vorgenommen (Nerventransfer, Neurotisation; Abb.
17a–c, 18a–e). Zur Neurotisation sind auch die Nn. thoracicus longus und
accessorius geeignet.

Beim Nachweis erhaltener Wurzelstümpfe wird der periphere Plexus in
der Axilla aufgesucht und nach zentral präpariert. Die früher zur Erleich-
terung der Präparation empfohlene Osteotomie der Klavikula führen wir
nicht mehr durch, da es dabei nicht selten zu einer Pseudarthrose und zur
Verschiebung der Nerventransplantate kommt. Die aufgefundenen zentralen Wurzelstümpfe werden sodann mit Hilfe von Transplantaten mit den
peripheren Anteilen anastomosiert.

Dieser Eingriff ist technisch schwierig und schon auf Grund der physiologischen Voraussetzungen in seinen Erfolgsaussichten limitiert. Der gesamte Plexus hat ein Volumen von 100000 bis 160000 Nervenfasern, die
Nn. musculocutaneus und axillaris etwa 12000–15000, und für die Wiederherstellung der Schultermotorik (6 Muskelgruppen) werden zirka 35000–
50000 Fasern benötigt. Dem stehen 500–800 Nervenfasern pro Interkostal-
nerv gegenüber. Zum Ausgleich dieser Diskrepanzen wurden verschiedene
technische Varianten angegeben (z.B. langstreckige Mobilisierung der Interkostalnerven, direkte Anastomosierung mit den peripheren Plexusanteilen ohne Zwischenschaltung von Suralisinterponaten). Erschwerend
kommt hinzu, daß Wurzelaus- und -abrisse nicht selten auch mit Zerrschädigungen und langstreckigen Fibrosen kombiniert sind, die peripheren Endoneuralrohre stark geschrumpft sind und bei längerer Denervierung meist
schon eine erhebliche Muskelatrophie vorliegt.

In der Praxis muß deshalb das definitive Vorgehen meist intraoperativ
in Abhängigkeit vom vorgefundenen Befund festgelegt und ein Verfahren
gewählt werden, das die größten Erfolgsaussichten verspricht. Wenn nur eine abgerissene Wurzel aufgefunden wird, erfolgt die Anastomosierung mit
dem Fasciculus lateralis (Wiederherstellung der Funktion des N. musculocutaneus – Ellenbogenbeugung – und der Schutzsensibilität der Hand). Ist
eine zweite Wurzel darstellbar, wird diese mit dem Fasciculus posterior
(Nn. radialis und axillaris – Hand-, Ellenbogen- und Fingerstreckung,
Schulterabduktion) und eine dritte mit dem N. medianus verbunden. Im
Falle von Wurzelausrissen konzentriert man sich auf die Wiederherstellung
der Funktionen der Nn. musculocutaneus und medianus (Ellenbogen- und
Fingerbeugung sowie Schutzsensibilität). Der Versuch, alle Plexusanteile zu
rekonstruieren, ist schon wegen der dazu erforderlichen Anzahl an Nerven-
fasern zum Mißerfolg verurteilt.

Die mit diesen Operationstechniken erreichbaren Erfolge sind bescheiden, nur globale Funktionen (begrenzte Schulterabduktion, Ellenbogen-

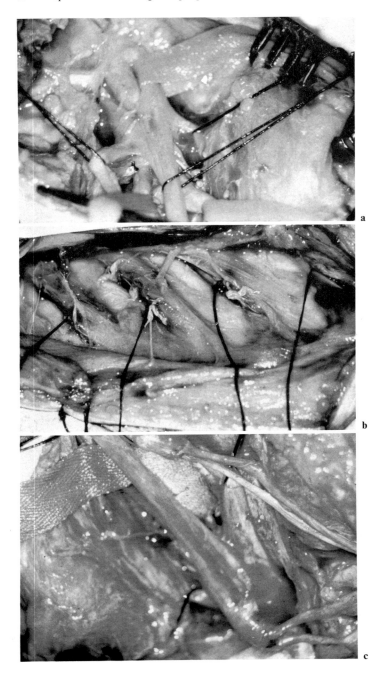

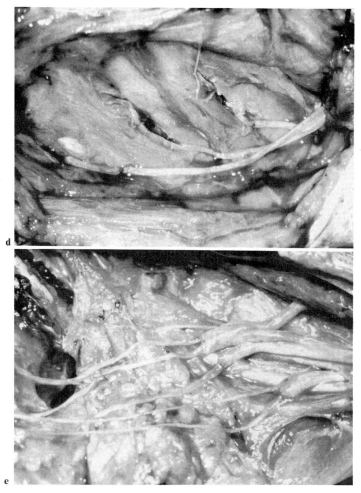

Abb. 18 a–e. Nerventransfer (Operationsfotos). **a** Darstellung des Plexus. **b** Darstellung der Interkostalnerven. **c** Fertigstellung der proximalen Anastomosen. **d** Fertigstellung der distalen Anastomosen. **e** Gesamtsitus bei Operationsende

und Handbeugung oder -streckung) sind wiederherstellbar, nicht aber alle komplexen Funktionsabläufe von Arm und Hand. Nach unseren Erfahrungen ist global in etwa 50% mit einer motorischen Funktionsverbesserung zu rechnen (Kraftgrad 3 nach HIGHET = Muskelkraft gegen Widerstand), in etwa 70% im Bereich der Schutzsensibilität. Die Ergebnisse sind am besten im oberen Plexusbereich, bei jüngeren Patienten und kurzem Intervall zwischen Trauma und Operation. Wenn mehr als 1 Jahr seit der Verletzung vergangen ist, sind wesentliche motorische Funktionsverbesserungen kaum mehr zu erwarten. Auch bei Differenzierung in die peripheren Versorgungsgebiete sind die Ergebnisse nicht einheitlich: Die Resultate an den Nn. musculocutaneus und axillaris sind besser als an den Nn. medianus und radialis; schlecht sind die Ergebnisse am N. ulnaris. Auch eine normale Zwei-Punkte-Diskrimination ist nicht wieder zu erreichen. Bei der Schwere der Funktionsausfälle ist bei den meist jugendlichen Patienten jedoch die Plexusfreilegung im Zweifelsfall indiziert, wenn auch die Ergebnisse meist bescheiden sind. Vor der Vornahme einer Amputation sollte die Plexusrevision in jedem Falle erwogen werden.

Bei ausbleibender Remission kommen gelegentlich auch *orthopädische Ersatzoperationen* in Betracht. Wenn das Schulterblatt noch aktiv beweglich ist, wird man eine Schulterarthrodese in Abduktion, Anteposition und Außenrotation des Humerus vornehmen. Dieses Verfahren bringt aber dann wenig Gewinn, wenn auch die Mm. serratus anterior und rhomboidei gelähmt sind. In solchen Fällen kann der Ansatz des erhaltenen M. trapezius vom Akromion auf den Humerus verpflanzt werden. Sind im Schultergelenk keine Muskelfunktionen mehr erhalten, kann der Humeruskopf durch Sehnentransplantate in der Gelenkpfanne fixiert werden. Zur Verhütung der Schulterluxation können auch die Bizeps- oder Trizepsansätze verpflanzt werden, die Ergebnisse sind jedoch oft unbefriedigend.

Am Ellenbogengelenk kann eine gewisse Beugefunktion durch Vorverlagerung der ulnaren Flexorenursprünge oder, bei erhaltener Funktion des M. latissimus dorsi, durch Übertragung seiner Ursprünge auf den M. biceps erreicht werden. Auch die Böhler-Plastik (Arthrodese des Schultergelenks mit Humerusverkürzung und Übertragung des M. pectoralis major auf den M. biceps brachii) kann eine leichte Supination und Beugung des Unterarms wiederherstellen. Bei hochgradiger Muskelschwäche wird durch eine hintere Arthrorise mit Knochenspanverpflanzung eine mittlere Beugestellung des Ellenbogengelenks erreicht.

Bei Eingriffen zur Funktionsverbesserung an der Hand sind die erhalten gebliebenen Funktionsreste zu berücksichtigen. Instabilität des Handgelenks oder ungenügende Restmuskelfunktion machen eine Arthrodese erforderlich, wobei bei erhaltenen Streckern durch Tenodese der Beuger eine passive Greifhand erreicht werden kann. Wenn gleichzeitig auch die Mm. interossei gelähmt sind, werden die Restfunktionen durch Arthrodese der proximalen Interphalangealgelenke und knöcherne Blockierung des Daumens in Oppositionsstellung verbessert. Eine ausschließliche Parese der Mm. interossei wird am besten durch die Verpflanzung der Superfizialissehnen auf die Interossei-Sehnen korrigiert (Bunnel-Plastik). Fehlstellungen des Daumens können durch Kapsulotomie, Abtrennen des Adduktors und Opponensplastik korrigiert werden.

Im Gesamtplan der Behandlung hat schließlich auch die *postoperative Übungsbehandlung* große Bedeutung, damit die Gelenke funktionstüchtig erhalten werden, bis die aussprossenden Axone die zugehörigen Muskeln wieder innervieren. Diese Behandlung leitet gleichzeitig auch die sich anschließenden Maßnahmen der medizinischen und beruflichen Rehabilitation ein, die an geeigneten Behandlungseinrichtungen ausreichend lange durchgeführt werden müssen.

Einige Sonderformen der Plexusschädigung erfordern ein abgestuftes Vorgehen:

Bei den *geburtstraumatischen Schädigungen,* die in neurologischem Erscheinungsbild und Schweregrad sehr unterschiedlich sein können, ist der variable Spontanverlauf zu berücksichtigen. Vielfach bessern sie sich innerhalb weniger Wochen und erfordern keine spezielle Therapie. Die Anfangsbehandlung besteht in einer konsequenten Lagerung des Arms in Abduktion und Außenrotation auf der Kramer-Schiene und intensiven passiven Bewegungsübungen. Bei ausbleibender Spontanremission innerhalb von 4 Monaten müssen gegebenenfalls die oben geschilderten operativen Methoden zum Einsatz kommen. In Spätfällen und nach erfolglosen nervenplastischen Eingriffen sind dann im Schulalter muskelplastische Ersatzoperationen indiziert.

Die Behandlung des *Skalenus-Syndroms* wird vom Schweregrad der subjektiven Beschwerden und neurologischen Ausfälle abhängig gemacht. Bei belastungsabhängigen Beschwerden reicht oft eine vorübergehende Schonung aus, in anderen Fällen bringt eine Kräftigungsgymnastik für die Schultermuskulatur Besserung. Nur bei deutlichen Hinweisen auf eine Plexusschädigung ist ein operativer Eingriff indiziert (Resektion der Halsrippe oder des fibrösen Bandes zwischen Halsrippe und Klavikula, Durchtrennung des Ansatzes des M. scalenus anterior, Teilresektion der 1. Rippe). Beim *kostoklavikulären Syndrom* ist ebenfalls bei erfolgloser konservativer Behandlung die Teilresektion der 1. Rippe notwendig.

Über die Behandlung von *Plexusschädigungen als Bestrahlungsfolge* besteht keine einheitliche Auffassung. Die Frühneurolyse wird wegen der Möglichkeit zunehmender Paresen vielfach für gefährlich gehalten. Wegen der unterschiedlich langen Latenzzeit des Krankheitsverlaufes läßt sich ein optimaler Operationszeitpunkt generell jedoch nicht festlegen. Die Spaltung der narbigen intra- und extraneuralen Fibrosen führt zwar in vielen Fällen zu einer Besserung der Schmerzsymptomatik, die neurologischen Ausfälle bestehen jedoch meist unverändert fort.

Die Schmerzsymptomatik spielt auch bei den Plexusläsionen anderer Genese eine wesentliche Rolle, wobei für Häufigkeit und Intensität des Schmerzzustandes offenbar auch die Höhenlokalisation der Schädigung von Bedeutung ist: Häufige, schwere Schmerzzustände bei Läsionen im supraklavikulären Bereich, seltener dagegen bei infraklavikulären Läsionen.

Die geschilderten Plexuseingriffe (Neurolyse, Naht, Transplantation oder Nerventransfer) führen in 70–100% zur Schmerzfreiheit oder zumindest zu einer wesentlichen Besserung.

5.1.2 N. radialis

Anatomie. Der N. radialis entwickelt sich aus dem Fasciculus posterior des Plexus brachialis und wird von den Wurzeln C 5–Th 1 gebildet. In der Achselhöhle verläuft er dorsal des Fasciculus medialis und der A. axillaris. Bereits in der Axilla geht der sensible N. cutaneus posterior für die Streckseite des Oberarms ab. Er zieht dann von medial nach lateral um die Hinterfläche des Humerus herum im Sulkus zwischen den Ursprüngen des medialen und lateralen Kopfes des M. triceps brachii. In dieser Höhe werden Muskeläste zu den Mm. triceps und anconaeus und der R. communicans ulnaris n. radialis abgegeben. Der Nerv gelangt dann im Sulcus n. radialis um den Humerusschaft herum über die Hinterseite nach lateral. Schon im Sulkus gibt der Nervenstamm den sensiblen N. cutaneus antebrachii posterior ab, der durch das Septum intermusculare zieht und die Haut der Unterarmstreckseite bis zum Handgelenk erreicht, die er sensibel versorgt. Danach durchbohrt der Nerv am Beginn des distalen Oberarmdrittels das Septum intermusculare brachii laterale und verläuft vorn zwischen den Mm. brachialis und brachioradialis zur Fossa cubitalis. In dieser Höhe werden die Muskeläste zu den Mm. brachioradialis, extensor carpi radialis longus und brevis sowie einzelne auch zum M. brachialis abgegeben. Der Nerv überquert die Vorderseite des Ellenbogengelenks bis zum Radiusköpfchen und teilt sich in seine Endäste: den überwiegend motorischen R. profundus und den sensiblen R. superficialis.

Der *R. profundus* verläuft unter dem M. extensor carpi radialis brevis durch einen Schlitz im M. supinator, wo die Muskeläste zu den Mm. extensor carpi radialis brevis und supinator abgehen, spiralig zur Dorsalseite des Unterarms und versorgt dort folgende Streckmuskeln: Extensor digitorum communis, Extensor indicis proprius, Extensor digiti minimi proprius, Extensores pollicis longus und brevis, Abductor pollicis longus und Extensor carpi ulnaris. Der Endast zieht als N. interosseus posterior durch die tiefe Schicht der Unterarmstrecker und auf der Membrana interossea bis zur Dorsalfläche des Handgelenks.

Der *R. superficialis* zieht über dem Ursprung des M. extensor carpi radialis brevis unter dem M. brachioradialis und über dem M. extensor carpi radialis longus nach distal über die Radialseite des Unterarms zum Handrücken, wo er sich in die 5 Nn. digitales dorsales für die sensible Versorgung der radialen Streckseite der Hand, der Daumenstreckseite, des Zeigefingergrundgliedes und der medialen Hälfte des 3. Fingers aufteilt.

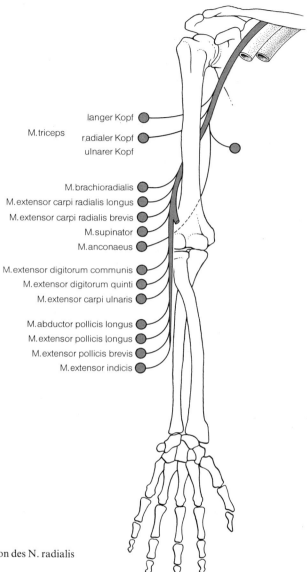

langer Kopf

M. triceps   radialer Kopf

ulnarer Kopf

M. brachioradialis

M. extensor carpi radialis longus

M. extensor carpi radialis brevis

M. supinator

M. anconaeus

M. extensor digitorum communis

M. extensor digitorum quinti

M. extensor carpi ulnaris

M. abductor pollicis longus

M. extensor pollicis longus

M. extensor pollicis brevis

M. extensor indicis

Abb. 19. Motorische Innervation des N. radialis

Motorische und sensible Innervation des N. radialis sind in Abb. 19 und 20 a–d dargestellt.

Klinik. Der N. radialis ist im besonderen Maße verletzungsgefährdet, auf ihn entfallen etwa 20% aller traumatischen Nervenlähmungen. Häufigste Verletzungsursache ist die *Humerusschaftfraktur,* wobei es meist durch Quetschung oder Überdehnung zu einer Neurapraxie oder Axonotmesis ohne Kontinuitätsunterbrechung mit meist guter spontaner Rückbildung kommt; Zerreißungen sind selten. Möglich sind auch Spätlähmungen durch Einmauerung in Narben oder – selten – in Kallus. Im Bereich der Axilla kann der Nerv isoliert durch scharfe Verletzungen geschädigt werden, meist liegt dann aber eine kombinierte Radialis-Plexus-Läsion vor. Auch chronische Druckschädigungen, z. B. als Krückenlähmung, sind in dieser Höhe möglich. Seltene Schädigungsursachen sind Schnitt- und Stichverletzungen an der Vorderarmrückseite, Radiusköpfchenluxationen, die Monteggia-Fraktur bei Kindern (Fraktur der Ulna mit Dislokation des Radiusköpfchens), direkter Nervendruck am Oberarm (Narkose-, Schlaf- und Park-

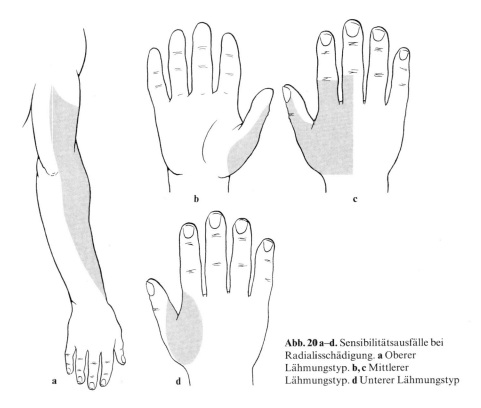

Abb. 20 a–d. Sensibilitätsausfälle bei Radialisschädigung. **a** Oberer Lähmungstyp. **b, c** Mittlerer Lähmungstyp. **d** Unterer Lähmungstyp

banklähmung) oder am Unterarm (Schädigung des sensiblen R. superficialis durch Uhrbänder, Handschellen u. ä.).

Iatrogene Radialisschädigungen kommen am häufigsten im Zusammenhang mit der operativen oder konservativen Behandlung von Frakturen im Bereich des Oberarms, des Ellenbogengelenks und des proximalen Unterarms vor. Die Häufigkeit liegt zwischen 4% und 23%. Davon treten 60% bei Erstoperationen und 40% bei Wiederholungsoperationen (Reosteosynthese, Spongiosaplastik, Metallentfernung) auf. Ursächlich auslösend kommen die Überdehnung (bei Reposition) oder starker Druck durch Operationsinstrumente und -materialien bei Plattenosteosynthese, Nagelung, Rush-pin oder Cerclage in Frage. Eine isolierte Superfizialis-Schädigung mit charakteristischen Sensibilitätsstörungen kommt bei der Anlage eines Shunts zwischen A. radialis und V. cephalica antebrachii zur Hämodialyse vor.

Lagerungsschäden sind an der Außenseite des distalen Oberarms möglich, z. B., wenn der Arm längere Zeit über die Kante des Operationstisches hängt. Nach i. m.-Injektionen in die Rück- und Außenseite des Oberarms, die Unterarmstreckseite oder, bei Infusionen in die laterale Ellenbeuge, sind auch Injektionsschäden denkbar. Druckschädigungen durch Verbände sind bei hohen Oberarmgipsverbänden beobachtet worden.

Kompressionssyndrome durch okkult-traumatische Schädigungen sind am N. radialis selten. In Höhe des Septum intermusculare brachii laterale kann der Nervenstamm durch verschiedenartige raumfordernde Prozesse (Hämatome, Kallus, Tumoren) gegen die scharfrandige Hiatuskante gepreßt werden. Oberhalb davon sind Nervenschädigungen durch kräftige Trizepskontraktionen möglich, wo der Nerv von dem schmalen Ursprungsband des lateralen Abschnitts des Caput proximale des M. triceps überquert wird. Bei länger bestehendem Druckzustand kann das Bild einer inkompletten (mittleren) Radialislähmung mit entsprechenden Muskelatrophien entstehen.

Der *R. profundus* kann an mehreren Stellen chronische Druckschädigungen erleiden:

— in Höhe des Epicondylus lateralis (durch ein fibröses Band zwischen Epikondylus und tiefer Unterarmfaszie, von dem der M. extensor carpi radialis brevis entspringen kann),
— oberhalb des M. supinator als sogenanntes *Supinatorlogen-Syndrom* (dort verläuft bei etwa 30% der Erwachsenen von der Spitze des Epicondylus lateralis nach distal zur medialen Fläche des Epikondylus, lateral von der Gelenkfläche des Caput radii, die sogenannte Frohse-Arkade, unter der der Nerv zwischen die beiden Supinatorköpfe tritt); weitere mögliche Noxen in diesem Bereich sind Ganglien, Lipome und sehnige Verhärtungen des M. supinator oder des M. extensor carpi radialis bre-

vis. Anfangs kommt es meist zu einer Schwäche des M. extensor digiti minimi, später können alle Profundus-innervierten Hand- und Fingerexten-
soren betroffen sein, während die Sensibilität intakt bleibt;
– am häufigsten sind indirekte Traumen (starke Hyperextension, Supination oder radiale Abwinkelung), die zu chronischen Schädigungen des R.
profundus und des R. articularis führen können.

Im klinischen Bild der *Profundus-Neuropathie* dominiert ein lokalisier-
ter Schmerz mit Mißempfindungen am Epicondylus lateralis, Druckempfindlichkeit des Nervenstamms in Höhe des Radiusköpfchens bei fehlenden
Sensibilitätsstörungen.

In seltenen Fällen kann isoliert der Endast des R. profundus (N. interosseus posterior) in Höhe des bindegewebigen Kapsel-Bandapparates der
Handgelenkstreckseite durch chronische Überlastung (Volarflexion), vor-
bestehende anatomische Veränderungen oder Traumen gereizt werden und
zu ausstrahlenden Druck- und Bewegungsschmerzen an der Streckseite des
Handgelenks und den Fingergrundgelenken führen.

Ebenfalls selten ist eine chronische Druckläsion des sensiblen N. digitalis dorsalis (z. B. durch Scherendruck) mit Hypästhesie und Dysästhesie an
der Radialseite des Daumenendgliedes (*Cheiralgia paraesthetica*), noch seltener tritt das gleiche Krankheitsbild an der ulnaren Daumenseite auf.

Der *R. superficialis* kann unter Umständen bei einer anatomischen Va-
riation chronisch komprimiert werden, wenn er erst unterhalb des M. extensor carpi radialis brevis den Nervenstamm verläßt und eine Strecke lang
innerhalb des Muskels verläuft. Chronische Druckschädigungen kommen
auch im Rahmen der Bennett-Fraktur vor. Auf die mögliche chronische
Druckschädigung durch Uhrbandkompression wurde schon hingewiesen.
Klinisch bestehen Schmerzen im entsprechenden sensiblen Versorgungsgebiet (Handgelenk, Hand und 3 ½ radiale Finger bis zur Endphalanx). Wenn
der N. cutaneus antebrachii lateralis mitbetroffen ist, erstreckt sich der Sensibilitätsausfall auch auf die Unterarmstreckseite. Isolierte Ausfälle des N.
cutaneus antebrachii posterior machen sich zusätzlich durch einen Druckschmerz an der Durchtrittsstelle durch die Faszie am Oberarm bemerkbar.

Je nach Verletzungshöhe werden unterschiedliche Lähmungstypen beobachtet:

Die *obere Radialislähmung*, die meist nach scharfen Verletzungen in der
Achselhöhle, dann oft kombiniert mit Axillarislähmung, oder als Krücken-
lähmung auftritt, führt zu einem Ausfall aller vom N. radialis versorgten
Muskeln mit Aufhebung der Streckung des Handgelenks (Fallhand,
Abb. 21), der Metakarpophalangealgelenke der Finger und des Daumens
sowie des M. triceps (Unterarmstreckung gegen Widerstand nicht möglich).
Der Sensibilitätsausfall (Abb. 20a) umfaßt das Versorgungsgebiet des N.
cutaneus brachii posterior und betrifft die Oberarmrückseite; wegen der

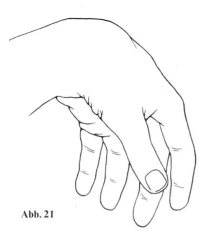 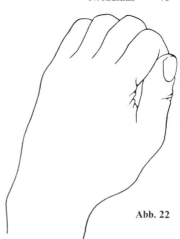

Abb. 21   Abb. 22

Abb. 21. Fallhand bei proximaler Radialislähmung
Abb. 22. Radiale Abweichung der Hand bei distaler Radialislähmung

Überlappung mit den Versorgungsgebieten der Nn. cutaneus brachii medialis und cutaneus antebrachii lateralis kann die Sensibilitätsstörung auch nur sehr gering ausgeprägt sein. Manchmal reicht der Sensibilitätsausfall aber auch bis zum Unterarm, wenn der N. cutaneus antebrachii posterior, der innerhalb des Sulcus n. radialis den Nervenstamm verläßt, mitgeschädigt ist.

Die häufigere *mittlere Radialislähmung* entsteht nach Verletzungen im distalen Oberarmdrittel und am Ellenbogengelenk. Motorisch besteht eine Lähmung der langen Fingerstrecker und Handextensoren mit Fallhand und mangelhaftem Faustschluß, während die Trizepsfunktion erhalten bleibt, da die entsprechenden Muskeläste weiter proximal abzweigen. Oft bestehen dabei ein Handrückenödem (Gublersche Schwellung) und Muskelatrophien im Ellenbogenbereich. Die Sensibilitätsausfälle sind nur gering ausgeprägt (radialer Handrücken und Daumenstreckseite, Abb. 20 b, c). Bei Läsionen in Höhe des Eintritts in den M. supinator bleibt die Handgelenkstreckung erhalten, da die zu den Mm. extensor carpi radialis longus et brevis ziehenden Muskeläste schon oberhalb davon abzweigen.

Die seltene *untere Radialislähmung* bei Schädigungen in Höhe des proximalen Unterarmdrittels nach Abgang des sensiblen R. superficialis führt zum Ausfall der Finger- und Handextensoren und des Daumenabduktors. Da ein Übergewicht der erhaltenen Mm. extensor carpi radialis brevis und extensor carpi radialis longus gegenüber dem gelähmten M. extensor carpi ulnaris besteht, kommt es neben der Fallhand zu einer typischen Radialabweichung der Hand (Abb. 22). Wenn am distalen Unterarm nur der R. su-

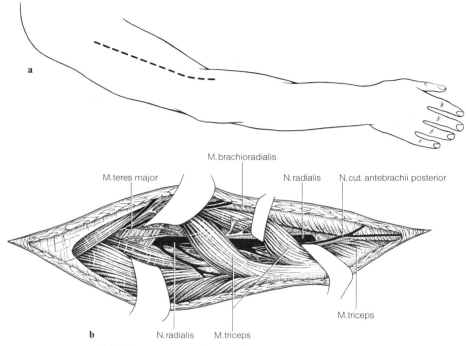

Abb. 23 a, b. Radialisfreilegung am proximalen Oberarm

perficialis betroffen ist, resultieren ausschließlich sensible Ausfälle an der Streckseite des Daumens und der Hand bis zum Mittelglied des 3. Fingers. Die Sensibilitätsausfälle können aber auch noch geringfügiger sein (Abb. 20 b–d).

In der *Differentialdiagnose* der Radialisparese müssen zentrale und radikuläre (C 7) Lähmungen, spinale Muskelerkrankungen, Strecksehnenabrisse (vor allem des M. extensor pollicis longus) und die Tendosynovitis stenosans de Quervain der langen Beugersehnen (schnellender Finger) ausgeschlossen werden.

Behandlung. Die häufige *Radialisschädigung bei Humerusfrakturen* erfordert ein differenziertes Vorgehen. Eine Sofortlähmung nach geschlossener Fraktur ohne stärkere Fragmentdislokation ist in aller Regel Folge einer Quetschung oder Kompression durch das Frakturhämatom. In diesen Fällen ist eine Operation zunächst nicht indiziert, da sich der Nerv häufig (in etwa 2/3 der Fälle) innerhalb einiger Wochen erholt. Wenn jedoch nach 4–5 Monaten weder klinisch noch elektromyographisch Regenerationszeichen nachweisbar sind, ist eine Revision erforderlich. Je nach Befund erfolgt

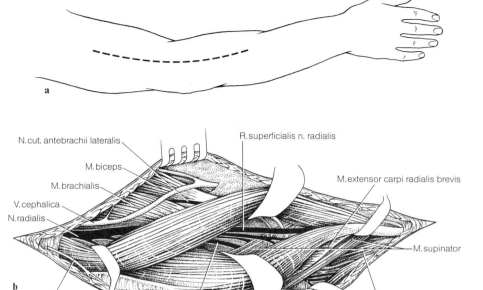

N.cut. antebrachii lateralis

M.biceps

M.brachialis

V.cephalica

N.radialis

R.superficialis n. radialis

M.extensor carpi radialis brevis

M.supinator

b

N.cut. antebrachii posterior

R.profundus n. radialis

R.profundus n. radialis

M.abductor pollicis longus

a

Abb. 24 a, b. Radialisfreilegung am distalen Oberarm

dann eine Neurolyse oder, bei der seltenen Kontinuitätsdurchtrennung, eine Transplantation; eine End-zu-End-Naht ist nur selten möglich. Der Zugang (Abb. 23) erfolgt im mittleren Oberarmdrittel von distal zwischen Caput longum und laterale des M. triceps. Operiert wird auch, wenn die Parese sekundär im Rahmen der operativen Knochenbruchbehandlung (Quetschung oder Durchtrennung) oder infolge Einmauerung in Narbengewebe oder Kallus eintritt.

Bei der Radialisschädigung im Bereich des distalen Oberarmdrittels wird der Nerv zwischen den Mm. brachialis und brachioradialis aufgesucht (Abb. 24), wobei auf den Abgang des sensiblen N. cutaneus antebrachii posterior geachtet werden muß. Der R. profundus kann zwischen M. extensor carpi radialis brevis und M. extensor digitorum communis dargestellt werden (Abb. 25). Den R. superficialis findet man entlang des Verlaufs des M. brachioradialis. Da seine funktionelle Bedeutung jedoch vergleichsweise gering ist, wird man seine Wiederherstellung im Rahmen größerer Eingriffe nur vornehmen, wenn genügend Transplantationsmaterial zur Verfügung steht.

Bei den genannten Formen der iatrogenen Radialisläsionen ist überwiegend eine konservative Therapie gerechtfertigt, da es in den meisten Fällen zur Spontanremission kommt. Die Indikationsstellung entspricht im übrigen den anderen Verletzungsformen.

Auch die verschiedenartigen Logen-Syndrome rechtfertigen zunächst den Versuch einer konservativen Behandlung mit lokalen Kortikoidinjektionen; oft hilft allein schon das Vermeiden der traumatisierenden Tätigkeiten. Bei anhaltenden Beschwerden ist am distalen Oberarm eine äußere Längsinzision erforderlich. Danach wird der Hiatus n. radialis (Eingang zur Supinator-Loge) eröffnet und das Septum intermusculare laterale und der sehnige Ursprung des M. triceps reseziert. Bei den distalen Kompressionssyndromen muß der Hautschnitt durch die Ellenbeuge bis zum Unterarm verlängert werden. Zwischen M. brachialis und M. brachioradialis wird der Nerv nach distal verfolgt. Je nach Kompressionsursache werden der fibröse Ursprung des M. extensor carpi radialis brevis oder die Frohse-Arkade durchtrennt bzw. komprimierende raumfordernde Prozesse entfernt.

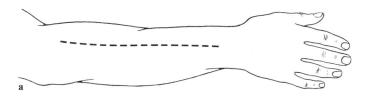

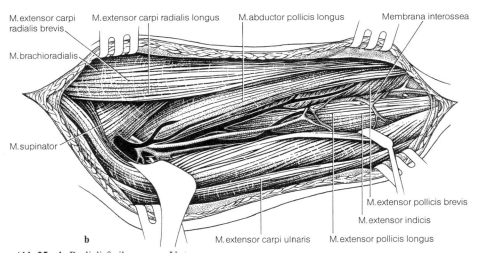

Abb. 25 a, b. Radialisfreilegung am Unterarm

Bei irreparablen Radialislähmungen mit persistierenden motorischen Ausfällen sind nicht selten *motorische Ersatzoperationen* indiziert. Am einfachsten gestaltet sich die *Einsehnen-Plastik nach Sudeck,* bei der die Sehne des M. flexor carpi ulnaris von der Beugeseite her dargestellt und abgetrennt, subkutan auf die Streckseite gezogen und dort bei starker Dorsalflexion des Handgelenks mit den Sehnen der Mm. extensor digitorum, extensor indicis, extensor digiti minimi und extensor pollicis longus vernäht wird. Dieser Eingriff hat jedoch den Nachteil des Stabilitätsverlustes am Daumen.

Bei der *Perthes-Plastik* mit Tenodese des Handgelenks werden zunächst die Sehnen des M. flexor carpi ulnaris und des M. flexor carpi radialis abgetrennt. Streckseitig wird die Sehne des M. extensor carpi radialis brevis freigelegt, durchtrennt, durch ein in den Radius angelegtes Loch gezogen und mit sich selbst vernäht. Die beiden durchtrennten Beugersehnen werden subkutan um Ulna und Radius herumgeführt und in überkorrigierter Dorsalflexion des Handgelenks mit den gelähmten Strecksehnen vernäht.

Um die Beweglichkeit des Handgelenks zu erhalten, kann eine *Mehrsehnen-Plastik* durchgeführt werden. Dabei werden auf der Beugeseite als Kraftspender die Sehnen der Mm. flexor carpi ulnaris, palmaris longus und pronator teres durchtrennt; die Sehne des M. flexor carpi radialis wird nur um halbe Sehnenbreite abgespalten. Nach Untertunnelung zur Streckseite werden die Kraftspender mit den Empfängersehnen anastomosiert (Extensor carpi radialis brevis in Pronator teres; Flexor carpi ulnaris in Extensor digitorum, Extensor indicis und Extensor digiti minimi; Palmaris longus in Extensor pollicis longus; Teil des Flexor carpi radialis in Extensor pollicis brevis und Abductor pollicis longus). Die funktionellen Ergebnisse dieser Methoden sind befriedigend, da nur die Rückgewinnung der groben Kraft erforderlich ist.

5.1.3 N. axillaris

Anatomie. Der N. axillaris formiert sich aus den Wurzeln C 5 und C 6 und geht zusammen mit dem N. radialis („hoher Ast des N. radialis") aus dem Fasciculus posterior des Plexus brachialis hervor. In der Achselhöhle verläuft er am lateralen Rand des Gefäß-Nerven-Bündels, entläßt Rr. articulares zum Schultergelenk und zieht gemeinsam mit der A. circumflexa humeri posterior durch die laterale Achsellücke. Dort erfolgt die Aufteilung in die Muskeläste (Abb. 26) für den M. deltoideus (Armheben nach vorn, Abduktion und Zirkumduktion nach hinten) und den M. teres minor (Außenrotation im Schultergelenk). Sein sensibler Ast, der N. cutaneus brachii lateralis superior, versorgt ein kleines Hautgebiet an der Außenseite der Schulterwölbung (Abb. 27).

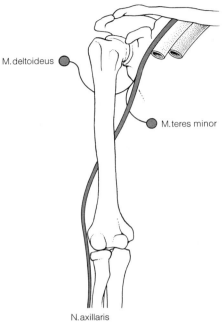

M.deltoideus

M.teres minor

N.axillaris

Abb. 26. Motorische Innervation des N. axillaris

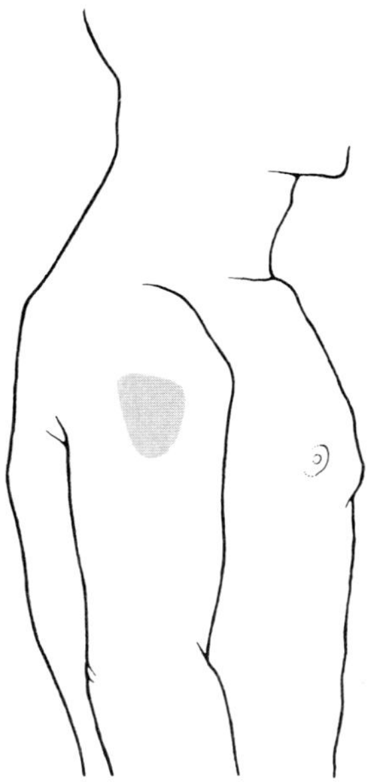

Abb. 27. Sensible Innervation des N. axillaris

Klinik. Häufigste Verletzungsursache ist wegen des engen Kontaktes des Nerven zum Schultergelenk die vordere-untere Schulterluxation, manchmal auch kombiniert mit einer Radialislähmung, oder im Rahmen einer oberen Plexuslähmung. Durch die engen Nachbarschaftsbeziehungen zum Collum chirurgicum des Humerus sind Schädigungen auch bei Humerusfrakturen, gelegentlich auch bei Schulterblatt- und Schlüsselbeinfrakturen möglich. Infolge der im Vordergrund stehenden Deltoideuslähmung kann der Arm nicht nach vorn und zur Seite angehoben werden. Durch die auffällige Deltoideusatrophie treten Humeruskopf und Akromion deutlich hervor („eckige Schulter"). Bei Mitbeteiligung weiterer Muskeln des Schultergelenks kann eine deutliche Gelenkdiastase eintreten. Wenn die übrigen Schultermuskeln (Mm. supraspinatus, biceps und Schulterblattrotatoren) unverletzt sind und Teilfunktionen übernehmen, kann eine isolierte Axillarisschädigung auch nur geringe motorische Ausfallerscheinungen verursachen. Hinzu kommt in typischen Fällen eine Sensibilitätsstörung an der Außenseite der Schulter. Es sind aber auch rein motorische Ausfälle ohne Sensibilitätsstörungen möglich, da der sensible Ast getrennt von den motorischen isoliert zwischen M. deltoideus und dem langen Trizepskopf verläuft und bei der Schädigung ausgespart bleiben kann.

Behandlung. In den meisten Fällen handelt es sich lediglich um eine Axillarisquetschung, die eine konservative Behandlung mit Adduktionsschiene erlaubt. Eine operative Revision ist erst angezeigt, wenn der Nerv nach mehreren Wochen noch keine Regenerationshinweise zeigt. In diesen Fällen erfolgt die Freilegung am besten von vorn im Sulcus deltoideo-pectoralis (vgl. Abb. 30). Häufig zeigt sich der Nerv mit der Gelenkkapsel verklebt, wobei mit einer Neurolyse gute Ergebnisse zu erreichen sind. Bei Kontinuitätsunterbrechungen ist eine Nervennaht oder -transplantation erforderlich.

Falls eine bleibende Deltoideuslähmung bestehen bleibt, kommen als Ersatzoperationen eine Verlagerung der vorderen und hinteren Deltoideusanteile auf die Medialseite des Oberarms oder eine Arthrodese des Schultergelenks in Betracht. Wegen der Geringfügigkeit des motorischen Ausfalls benötigt eine isolierte Parese des M. teres minor keine spezielle Behandlung.

5.1.4 N. musculocutaneus

Anatomie. Der N. musculocutaneus entstammt den Segmenten C 5 bis C 7 und geht aus dem Fasciculus lateralis des Plexus brachialis hervor. Er wendet sich dann nach lateral, zieht durch M. coracobrachialis und Caput breve des M. biceps, die beide von ihm innerviert werden (Abb. 28). Im weiteren Verlauf zieht er zwischen den Mm. biceps und brachialis nach distal; der

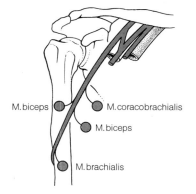

Abb. 28. Motorische Innervation des N. musculocutaneus

M.biceps

M.coracobrachialis

M.biceps

M.brachialis

M. brachialis wird zusammen von den Nn. musculocutaneus und radialis versorgt. Der sensible Endast N. cutaneus antebrachii lateralis versorgt das Hautgebiet an der Radialseite des Unterarms bis zum Handgelenk (Abb. 29).

Klinik. Die seltenen Verletzungen durch Stich, Schuß und manchmal auch bei Schulterluxationen, oft mit einer oberen Plexuslähmung kombiniert, ereignen sich am häufigsten zwischen dem lateralen Rand des Gefäß-Nerven-Bündels und dem M. coracobrachialis. Iatrogene Schädigungen sind selten,

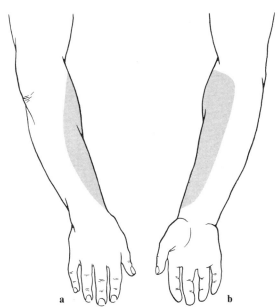

a   b

Abb. 29 a, b. Sensible Innervation des N. musculocutaneus

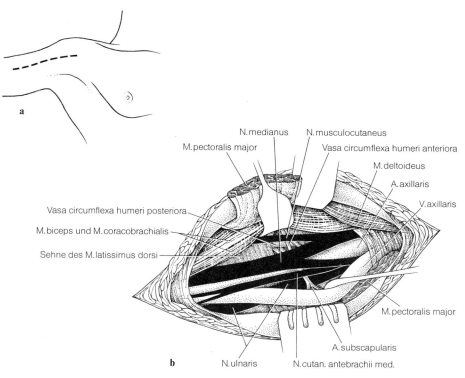

Abb. 30 a, b. Operativer Zugang zum N. musculocutaneus

aber bei der operativen Behandlung der habituellen Schulterluxation und beim proximalen Zugang zum Humerus möglich. Klinisch äußert sich die Muskulokutanusläsion in einer Aufhebung oder Verminderung der Armhebung nach vorn, der Beugung des Ellenbogens und der Unterarmsupination. Differentialdiagnostisch muß ein Abriß der langen Bizepssehne ausgeschlossen werden. Hinzu kommt eine Hypästhesie an der radial-volaren Unterarmkante bis zum Daumenballen. Da meist eine Anastomose zum sensiblen R. superficialis n. radialis und eine Überlappung mit dem Innervationsgebiet des N. medianus bestehen, ist der Sensibilitätsausfall häufig auch geringer.

Behandlung. Der N. musculocutaneus weist eine gute Regenerationsfähigkeit auf und ist deshalb ein lohnendes Objekt für Nervennähte. Die Freilegung erfolgt, ähnlich wie die des N. axillaris (vgl. Abb. 30), an der Innenseite der vorderen Achselfalte (zwischen lateralem Rand des Gefäß-Nerven-Bündels und M. coracobrachialis). Postoperativ legen wir einen Desault-

Verband an. Im Falle bleibender Lähmungen können folgende Ersatzoperationen ausgeführt werden: Verlagerung des M. pectoralis major auf den M. biceps oder der Handstrecker und -beuger auf den Humerus.

5.1.5 N. medianus

Anatomie. Der N. medianus entstammt den Wurzeln C 5 bis Th 1 und geht aus den Fasciculi medialis und lateralis des Plexus brachialis hervor. Er verläuft an der Innenseite des Oberarms vor bzw. medial der A. brachialis, kreuzt die Vorderseite des Ellenbogengelenks unter der Aponeurose des M. biceps brachii und liegt dann auf dem M. brach:alis. In dieser Höhe, unter dem Lacertus fibrosus, werden die ersten Äste zum Caput commune der Unterarmbeuger (Mm. flexor carpi radialis, flexor digitorum superficialis, palmaris longus und pronator teres) abgegeben.

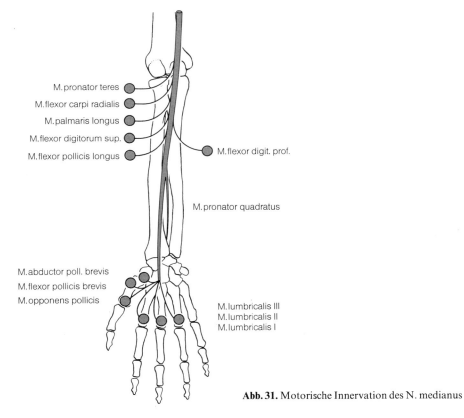

Abb. 31. Motorische Innervation des N. medianus

Abb. 32 a, b. Sensible Innervation
des N. medianus

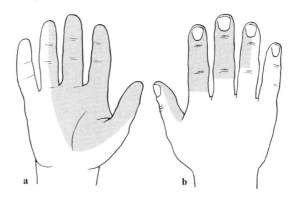

a   b

Der Nerv tritt dann durch die beiden Köpfe des M. pronator teres hindurch und gelangt unter einem fibrösen Strang, dem Ursprung des M. flexor digitorum superficialis, zur Unterseite dieses Muskels. Dort, im proximalen Unterarmbereich, zweigt von der Hinterseite des Nerven der N. interosseus anterior ab, der zwischen Mm. flexor digitorum profundus und flexor pollicis longus auf der Vorderseite der Membrana interossea zum Handgelenk zieht und die Mm. flexor pollicis longus, pronator quadratus, den radialen Teil des Flexor digitorum profundus und das Handgelenk versorgt. Noch proximal des Handgelenks verläßt der R. palmaris den Nervenstamm, zieht neben der Sehne des M. flexor carpi radialis nach distal und versorgt sensibel die Handwurzel und den radialen Teil des Handtellers.

Im Bereich des distalen Unterarms liegt der Nervenstamm unter den Sehnen der Mm. flexor carpi radialis und palmaris longus und erreicht unter dem Retinaculum flexorum den Karpalkanal. Am Ende des Kanals erfolgt die Endaufteilung: Rückläufig zum Thenar verlaufen die motorischen Äste zu den Mm. abductor pollicis brevis, opponens und Caput superficiale m. flexoris pollicis brevis. Häufig besteht eine Anastomose zwischen diesen Medianusästen und dem R. profundus n. ulnaris, wodurch der Thenar eine Doppelinnervation erhält.

Die Aufzweigung in die Hautnerven erfolgt in die 3 Nn. digitales palmares communes, die nach Teilung in die Nn. digitales palmares proprii die Beugeseiten von Daumen, Zeigefinger, Mittelfinger und Radialseite des 4. Fingers versorgen (die Radialseite des Daumens wird durch den N. digitalis proprius radialis innerviert). Am 2.–4. Finger werden auch die Streckseiten der Mittel- und Endphalanx durch sensible Medianusäste versorgt. Aus den Nn. digitales palmares communes I und II gehen außerdem motorische Äste zu den Mm. lumbricales I und II ab, diese Aufzweigung kann aber auch schon innerhalb des Karpalkanals erfolgen.

Motorische und sensible Innervation des N. medianus sind in Abb. 31 und Abb. 32 a, b dargestellt.

Klinik. Auch der N. medianus wird häufig verletzt. Im Bereich des Oberarms handelt es sich meist um *Drucklähmungen* (falsche Lagerung, fehlerhafte Blutleere, Krückendruck oder durch den Kopf des schlafenden Partners – „Paralysie des amants", „honeymoon paralysis"). Knochenbrüche sind am Oberarm als Lähmungsursache selten.

Im Ellenbogenbereich ist der Nerv bei suprakondylären Extensionsfrakturen, distalen Humerusfrakturen, direkten Gelenkfrakturen und proximalen Radiusfrakturen gefährdet; in diesem Bereich sind auch Spätlähmungen möglich.

Am häufigsten wird der N. medianus in der Umgebung des Handgelenkes verletzt. Meist handelt es sich um *Schnittverletzungen* (Messer, Glasscherben) durch Unfälle oder Suizidversuche. Weniger häufigere Ursachen sind *Frakturen* des distalen Radius, die Bennett-Fraktur (mit isolierter Schädigung des motorischen Astes) und Verletzungen der Handwurzelknochen (Lunatumluxation, Skaphoideumpseudarthrosen). Noch seltener sind distale Medianusschädigungen durch Uhrbanddruck oder im Rahmen einer tiefen Hohlhandphlegmone. Gelegentlich können auch isolierte Schädigungen des motorischen Astes N. interosseus anterior beobachtet werden.

Iatrogene Medianusschädigungen sind bei Humerusosteosynthesen in Höhe des Sulcus bicipitalis und als Überdehnung bei Repositionen von Frakturen und Luxationen im Ellenbogenbereich möglich. Bei Unterarmosteosynthesen kann eine isolierte Schädigung des N. interosseus anterior eintreten. Weitere Verletzungsmöglichkeiten bestehen am Handgelenk bei Ganglienexstirpation, operativer Frakturbehandlung und Operation eines Karpaltunnel-Syndroms. Lagerungsschäden sind selten, aber im Bereich der Achselhöhle durch Herabhängen des pronierten Arms über den Rand des Operationstisches möglich. Beschrieben wurden auch Medianusläsionen durch paravenöse Injektionen und Infusionen in der medialen Ellenbeuge.

Bei Schädigungen oberhalb der Ellenbeuge resultiert das Bild der *oberen Medianuslähmung* mit Ausfall der meisten Hand- und Fingerbeuger. Da die Beugung des 4. und 5. Fingers durch den ulnarisinnervierten Anteil des M. flexor digitorum profundus erfolgt, resultiert in typischen Fällen beim Versuch, die Faust zu schließen, die sogenannte *Schwurhand* (Abb. 33) mit aufgehobener Beugefähigkeit des 2. und 3. Fingers im Mittel- und Endgelenk. Häufig bestehen aber zwischen den Nn. medianus und ulnaris Überschneidungen in der Versorgung der Fingerbeuger, so daß meist nur die Beugefähigkeit des Zeigefingers eingeschränkt ist. Die nicht selten vorhandene Martin-Gruber-Anastomose zum N. ulnaris im proximalen Unterarmdrittel, die vor allem motorische Fasern für die Mm. interosseus dorsalis I, adductor pollicis und abductor digiti minimi enthält, bewirkt, daß bei einer Verletzung proximal dieser Anastomose die kurzen Handmuskeln nicht gelähmt sind.

Abb. 33. Schwurhand bei Medianuslähmung

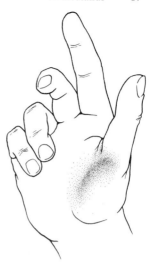

Läsionen in Unterarmmitte führen zur *mittleren Medianuslähmung* mit Ausfall der kleinen Handmuskeln und Pronationsschwäche infolge Lähmung des M. pronator quadratus.

Nach Schädigungen im distalen Unterarm und am Handgelenk entsteht die *untere Medianuslähmung* mit Ausfall der Thenarmuskulatur (Mm. abductor pollicis, opponens pollicis und Caput superficiale m. flexoris pollicis brevis) und Sensibilitätsstörungen an der Palmarseite des Daumens, des Zeige- und Mittelfingers, der radialen Hälfte des Ringfingers, den streckseitigen Endphalangen der Langfinger und der radialen Hohlhandhälfte (Abb. 32). Die häufigen Abweichungen in der sensiblen Medianusinnervation sind in Abb. 34 dargestellt. Wenn der R. palmaris schon weit proximal abzweigt und nicht geschädigt wird, ist die Sensibilität im Handteller nur wenig gestört. Die Haut über dem palmaren Zeigefingergrundgelenk wird manchmal auch durch Radialisfasern versorgt. Bei typischem Innervationsmuster geht durch Ausfall des M. opponens pollicis die Oppositionsfähigkeit des Daumens verloren (Abb. 35) und als Folge der Parese des M. abductor pollicis brevis mit ungenügender Abspreizung des Daumens kann ein runder Gegenstand nicht mehr vollständig umfaßt werden (positives Flaschenzeichen, Abb. 36). In fortgeschrittenen Fällen imponiert durch die Atrophie der Mm. abductor pollicis brevis und opponens pollicis eine Vertiefung des seitlichen Thenarballens. Oft besteht allerdings eine Mischinnervation durch den N. ulnaris, die das Ausmaß der Oppositionsschwäche und Thenaratrophie vermindert. Da der N. medianus besonders viele vegetative Fasern enthält, treten meist auch trophisch-vegetative Störungen

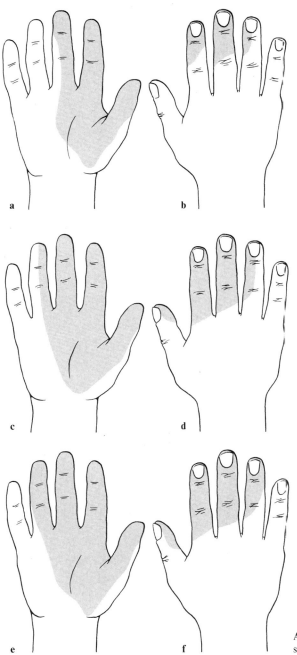

Abb. 34 a–f. Variationen der sensiblen Medianusinnervation

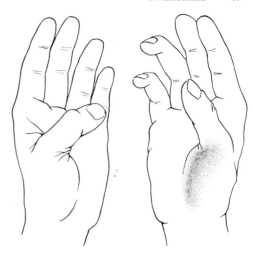

Abb. 35. Distale Medianuslähmung
(fehlende Opposition des Daumens)

(Nagelwachstumsstörungen, ödematöse Hautveränderungen) und kausal-giforme Schmerzen auf.

Bei einer isolierten Schädigung des N. interosseus anterior ist nur die Beugung der Fingerendglieder 1 und 2 ausgefallen (Abb. 37).

Im Verlauf des N. medianus sind an mehreren Stellen Kompressionen mit Entwicklung typischer Krankheitsbilder möglich.

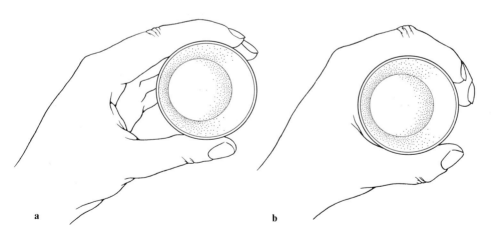

a   b

Abb. 36 a, b. Flaschenzeichen bei Medianuslähmung

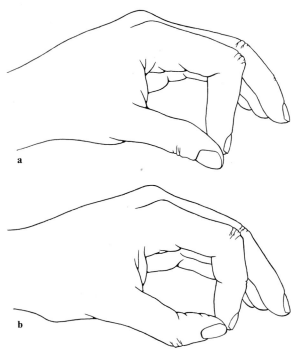

Abb. 37 a, b. Lähmung des N. interosseus anterior mit Ausfall der Beugung des 1. und 2. Fingerendgliedes. **a** Medianus-gelähmte Hand. **b** gesunde Hand

Pronator-teres-Syndrom. Zwischen Caput ulnare und humerale des M. pronator teres und den Rändern der Mm. flexor digitorum superficialis et profundus liegt der N. medianus in einem Engpass. Beim Hinzutreten äußerer Druckfaktoren (z. B. durch direktes Trauma oder im Rahmen einer Volkmannschen Kontraktur) kann der Nerv in dieser Höhe geschädigt werden. Folge ist eine Medianusläsion, bei der nur der Gelenkast und der Muskelast zum M. pronator teres ausgespart bleiben. Klinisch bestehen Schmerzen in den 3½ radialen Fingern und in der Hohlhand, eine Schwäche der Daumenopposition und der Beugung der drei radialen Finger sowie eine Thenaratrophie.

Ein ähnliches Bild kann sich entwickeln, wenn sich oberhalb des Ellenbogengelenks an der Humerusinnenkante ein Processus supracondylaris befindet, von dem aus sich ein fibröses Band (Struther's Ligament) bis zum medialen Epikondylus spannt. Zwischen diesem Band, dem Septum intermusculare mediale und dem Humerus kann der Nerv gleichfalls eine chronische Druckschädigung erleiden.

Auch unter dem Lacertus fibrosus, der Aponeurose der Bizepssehne, kann der N. medianus komprimiert werden.

Interosseus-anterior-Syndrom. Der N. interosseus anterior verläßt den Nervenstamm oberhalb des Epicondylus medialis humeri und zieht zwischen den Flexoren und der Membrana interossea nach distal. Dieser motorische Medianusast kann durch fibröse Bänder, einen abnorm langen Ursprung des M. flexor digitorum profundus oder bei kindlichen suprakondylären Humerusfrakturen druckgeschädigt werden. Folge ist ein chronischer Schmerzzustand im Unterarm mit Lähmung der Mm. flexor pollicis longus, flexor digitorum profundus II und III und pronator quadratus.

Karpaltunnel-Syndrom. Der Karpaltunnel (Abb. 38 a, b) wird gebildet durch die Volarfläche der Handwurzelknochen und das straffe Retinaculum flexorum (Ligamentum carpi transversum), das sich zwischen den Tubercula ossis scaphoidei und ossis trapezii sowie Os pisiforme und Hamulus ossis hamati ausspannt. Der Kanal verengt sich nach distal und enthält neben dem N. medianus die Sehnen des M. flexor pollicis longus sowie der oberflächlichen und tiefen Fingerbeuger. Schon unter physiologischen Bedingungen wird der Tunnelraum durch Volarflexion und Dorsalextension eingeengt.

Ohne erkennbare äußere Ursachen oder durch eine Vielzahl pathologischer Veränderungen kann es zu einem Mißverhältnis zwischen Tunnelraum und Tunnelinhalt kommen.

- *Verminderter Tunnelraum:* Bei primärer knöcherner Enge, verdicktem Retinaculum flexorum und extremer Handgelenkflexion oder -extension.
- *Vermehrter Tunnelinhalt:* Bei Tendosynovitiden, akut-traumatisch (Hämatom, Infektion, Thrombose), posttraumatisch (nach Handwurzelfrakturen, durch Osteophyten und Narbenbildung), Tumoren und anderen Raumforderungen, Vermehrung des Fett- und Bindegewebes sowie hormonell bedingter Ödembildung (z. B. bei Diabetes, Amyloidose, während der Schwangerschaft oder im Klimakterium, bei Akromegalie, Hypothyreose) oder starker Gewichtszunahme.

All diese Faktoren können zu einer chronischen Druckschädigung des N. medianus in Höhe des Handgelenks führen. Vielfach bleibt die Ätiologie allerdings unklar, familiäre Häufungen kommen vor.

Das Krankheitsbild tritt bevorzugt bei Frauen mittleren Alters auf, häufiger rechts als links (Arbeitshand!), nicht selten aber auch beidseits. Klinisch besteht das Bild der *Brachialgia paraesthetica nocturna,* wobei über nächtliche Kribbelparästhesien, Steifheit und Schwellungsgefühl in der Hand geklagt wird. Manchmal bestehen auch vasomotorische Erscheinun-

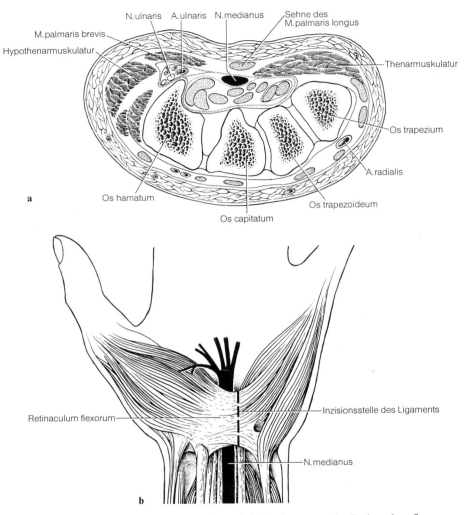

Abb. 38. a Querschnitt durch den Karpaltunnel. **b** Durchtrennung des Retinaculum flexorum beim Karpaltunnel-Syndrom

gen (Kältegefühl oder Schwitzen), Ungeschicklichkeit der Hand und bis in Oberarm, Schulter oder Nacken ausstrahlende Schmerzen.

Bei der Untersuchung findet sich ein ausstrahlender Druckschmerz über dem Retinaculum flexorum, der durch starke volare und dorsale Abknikkung der Hand verstärkt werden kann. Häufig ist das Hoffmann-Tinel-Zeichen positiv. In fortgeschrittenen Fällen sind die typischen Sensibilitätsstörungen, eine Thenaratrophie und die entsprechenden Muskellähmungen der distalen Medianusparese nachweisbar.

Von großem diagnostischen Wert sind die elektrophysiologischen Befunde: Verlängerung der motorischen und sensiblen Nervenleitgeschwindigkeit. Differentialdiagnostisch ist an Schädigungen des Halsmarks, des Plexus brachialis (C-7-Syndrom) oder eine Systemerkrankung zu denken.

Behandlung. Medianusverletzungen müssen vorrangig versorgt werden, weil wegen des Sensibilitätsverlustes eine weitgehende Gebrauchsunfähigkeit der Hand droht. Die operative Freilegung erfolgt am Ort der Schädigung: Am Oberarm in der medialen Bizepsfurche (Abb. 39), in der Ellenbeuge neben der A. brachialis (Abb. 40 a, b), am Unterarm zwischen den Mm. brachioradialis und pronator teres (Abb. 41), am Handgelenk zwischen den Sehnen des M. palmaris longus und des M. flexor carpi radialis (Abb. 42 a–c) sowie in der Hohlhand.

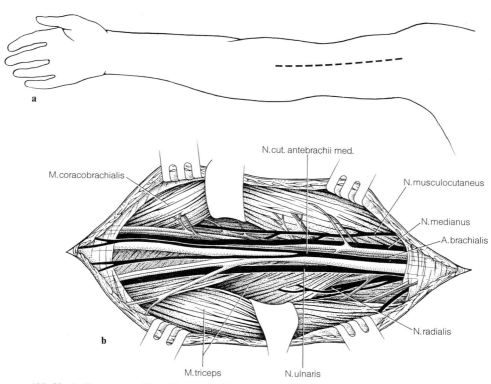

Abb. 39 a, b. Zugang zum N. medianus am Oberarm

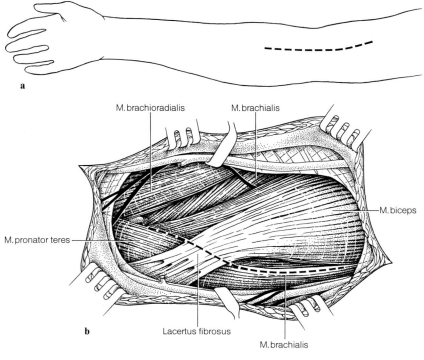

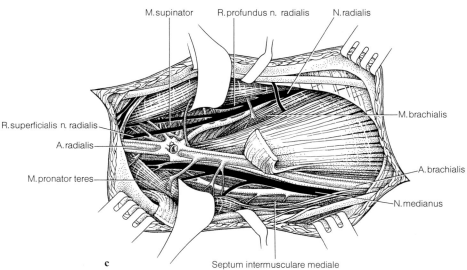

Abb. 40 a–c. Zugang zum N. medianus in der Ellenbeuge

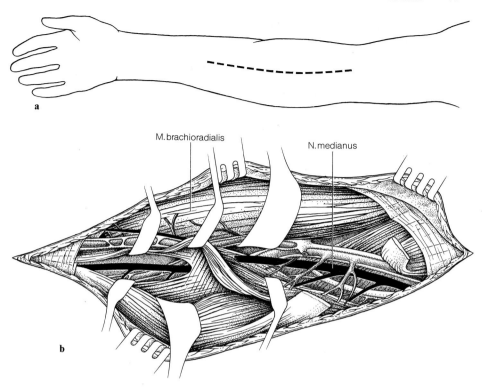

Abb. 41 a, b. Zugang zum N. medianus am Unterarm

Bei irreparablen Muskellähmungen sind *motorische Ersatzoperationen* zur Wiederherstellung der Oppositionsfähigkeit des Daumens möglich, die jedoch nur sinnvoll sind, wenn die Sensibilität wiederhergestellt wurde. Für den Eingriff gibt es zahlreiche technische Varianten:

- Opponensplastik mit dem M. abductor digiti minimi (die Sehnenstreifen des Muskels werden abgetrennt, der Muskel isoliert, nach radial umgeschlagen und die Sehnenstreifen an die Sehne des M. abductor pollicis brevis genäht);
- Opponensplastik mit dem M. extensor digiti minimi (die Sehne dieses Muskels wird peripher durchtrennt, zum Daumengrundgelenk geführt und dort mit der Sehne des M. abductor pollicis brevis vernäht);
- Opponensplastik mit der Superfizialissehne des 4. Fingers (die Superfizialissehne wird in Höhe des Handgelenks durchtrennt, durch einen Zügel der Sehne des M. flexor carpi ulnaris gezogen, subkutan bis zum Dau-

men geführt und mit den Sehnen der Mm. extensor pollicis longus und adductor pollicis vereinigt);
– Opponensplastik mit Knochenblock zwischen 1. und 2. Mittelhandknochen (mit einem Knochendübel aus dem Beckenkamm wird eine dauerhafte Verblockung hergestellt, die den Daumen in Daueropposition hält);
– Sehnenersatzoperation (die Sehnen des M. flexor digitorum profundus werden mit den ulnarisinnervierten tiefen Beugesehnen vereinigt, der M. brachioradialis in die Profundussehne eingepflanzt und die Sehne des M. flexor pollicis longus mit der Sehne des M. extensor carpi radialis brevis vereinigt; die Oppositionsfähigkeit des Daumens wird wiederhergestellt, indem die Sehne des M. flexor carpi ulnaris mit einem freien Transplantat der Palmaris-longus-Sehne verlängert und an der dorsoulnaren Grundgliedbasis befestigt wird).

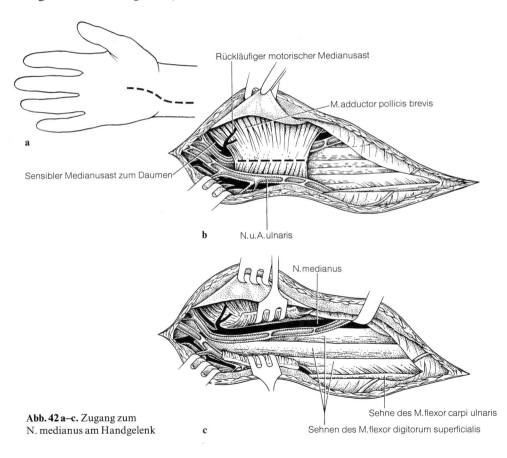

Abb. 42 a–c. Zugang zum N. medianus am Handgelenk

Zur *Wiederherstellung der Sensibilität* können neurovaskuläre Insellappen von der Ulnarseite des 4. Fingers und der Radialseite des 5. Fingers auf die Radialseite des Zeigefingers bzw. die Volar-Ulnarseite des Daumens übertragen werden (vgl. S. 45).

Bei den leichteren Formen der *Kompressionssyndrome* wird primär zunächst eine konservative Behandlung versucht. So sind beim *Pronator-teres-Syndrom* durch lokale Kortisoninjektionen durchaus anhaltende Besserungen zu erzielen. Andernfalls ist ein chirurgisches Vorgehen indiziert: Zickzackförmiger Hautschnitt vom distalen Oberarm durch die Ellenbeuge, Durchtrennung der Aponeurose des M. biceps brachii, Darstellung des N. medianus nach radialer Abdrängung des M. brachioradialis, Durchtrennung des komprimierenden Bandes.

Beim *Interosseus-anterior-Syndrom* wird der Nerv durch eine Längsinzision distal der Ellenbeuge bei seinem Abgang in Höhe des Radiushalses freigelegt. Die komprimierenden Gewebe (fibröses Band zwischen oberflächlichem Kopf des M. pronator teres und Ansatz des M. brachialis, abnorm langer Sehnenvorsprung des M. flexor digitorum profundus oder ein intramuskuläres Band) werden dargestellt und reseziert.

Auch beim *Karpaltunnel-Syndrom* ist in den leichteren Fällen durch lokale Kortisoninjektion um den Nerven und Entlastung durch Schienenlagerung über die Nacht eine Linderung der Beschwerden zu erreichen. Bei andauernder subjektiver Symptomatik und bereits eingetretener Thenaratrophie ist die Operation notwendig: In Plexusanästhesie oder Allgemeinnarkose und Blutleere erfolgt ein S-förmiger Hautschnitt über das Handgelenk (vgl. Abb. 42a–c), radiale Abdrängung der Palmaris-longus-Sehne (wenn vorhanden), Darstellung und, zur sicheren Schonung des motorischen Astes, ulnarseitige Durchtrennung des Retinaculum flexorum bis in die Hohlhand. Wenn der Nerv äußerlich fibrotisch verändert erscheint, wird nach Spaltung des Epineuriums zusätzlich eine innere Neurolyse unter dem Mikroskop zur Beseitigung der endoneuralen Fibrose angeschlossen. Als Kompressionsfaktoren finden sich außer einer Verdickung des Retinakulums gelegentlich ausgeprägte Tendosynovitiden, tumorähnliche Raumforderungen (Ganglien, Lipome, Fibrome), Verknorpelungen und Verkalkungen, Gichttophi oder traumatische Einengungen des Tunnelbodens. Bei korrekter Durchführung des Eingriffs bessern sich die subjektiven Beschwerden rasch, länger dauert die Rückbildung objektivierbarer sensibler und motorischer Ausfälle. Eine Besserung der motorischen Ausfälle ist nur zu erwarten, wenn die Symptomatik noch nicht zu lange bestanden hat und keine irreversiblen fibrotischen Muskelveränderungen vorliegen.

5.1.6 N. ulnaris

Anatomie. Der N. ulnaris entstammt den Segmenten C 8 und Th 1 und geht aus dem Fasciculus medialis des Plexus brachialis hervor. Von der Achselhöhle zieht er im Sulcus bicipitalis medialis zwischen den Mm. biceps und coracobrachialis an der Oberarminnenseite nach distal und gelangt dann zwischen A. brachialis und V. basilica. Durch eine Öffnung im Septum intermusculare mediale zieht er nach dorsal und tritt hinter dem Epicondylus medialis in den Sulcus n. ulnaris ein. Knapp oberhalb davon zweigen kleinere Äste zum Epicondylus medialis und den ulnaren Anteil des Ellenbogengelenks ab.

Im Sulkusbereich bestehen mehrere sehnenartige Bindegewebssepten, die den Nerven in seiner Position halten:

- Ligamentum collaterale ulnare, bestehend aus verstärkten Faszienzügen zum M. triceps, das den Nerven teilweise überdacht;
- Ligamentum epicondylo-olecranicum, gebildet aus einer sehnigen Verbindung zwischen den Ursprüngen des M. flexor carpi ulnaris am Epicondylus medialis und dem Olekranon.

Der Nerv überquert das Ellenbogengelenk an der Streckseite und erreicht zwischen den beiden Köpfen des M. flexor carpi ulnaris den Unterarm. In dieser Höhe werden die motorischen Äste zu den Mm. flexor carpi ulnaris und den ulnaren Anteil des Flexor digitorum profundus abgegeben. Zwischen den Mm. flexor carpi ulnaris und flexor digitorum profundus zieht der Nerv weiter nach distal und liegt dann radial von Sehne und Muskelbauch des M. flexor carpi ulnaris. Dort zweigt der *R. dorsalis* vom Nervenstamm ab, zieht zur Streckseite und teilt sich über dem Handgelenk in die Nn. digitales dorsales für die Haut auf der Streckseite der ulnaren Hälfte des 4. und die Haut des 5. Fingers bis zum Mittelgelenk.

Im distalen Unterarmdrittel verläßt der *R. palmaris* den Nervenstamm und verläuft durch die Fascia antebrachii zur Haut des palmar-ulnarseitigen Handgelenks und des proximalen Hypothenar, die er sensibel versorgt.

Schon im distalen Drittel des Unterarms ist die Trennung in motorische und sensible Nervenfasern erfolgt: Radial liegen die sensiblen Anteile des R. superficialis, ulnar die motorischen Anteile des R. profundus. Am Handgelenk liegt der Nerv zusammen mit A. und V. ulnaris radial und unterhalb der Sehne des M. flexor carpi ulnaris. Er tritt dann in die Loge de Guyon ein, die vom Retinaculum flexorum, dem Hamulus ossis hamati, einem Teil des M. opponens digiti minimi und dem Os pisiforme gebildet wird. Knapp vor oder innerhalb der Loge teilt sich der N. ulnaris in die beiden Endäste:

Der *R. profundus* verläuft in der Rinne des Hamulus ossis hamati, gibt einen Ast für die Thenarmuskulatur ab, zieht um den Hamulus herum nach

Abb. 43. Motorische Innervation des N. ulnaris

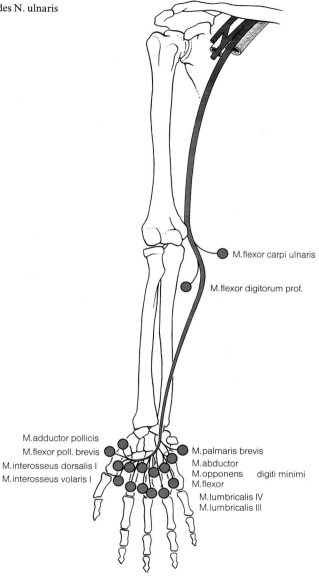

M.flexor carpi ulnaris

M.flexor digitorum prof.

M.adductor pollicis
M.flexor poll. brevis
M.interosseus dorsalis I
M.interosseus volaris I

M.palmaris brevis
M.abductor
M.opponens   digiti minimi
M.flexor
M.lumbricalis IV
M.lumbricalis III

radial und tritt dann zusammen mit dem tiefen Ast der A. ulnaris unterhalb der Beugesehnen unter einem fibrösen Band in die radiale Hohlhand ein. Der Ast für den M. abductor digiti minimi geht proximal oder distal von diesem Band ab. Weiter verläuft der R. profundus dann zwischen den Mm.

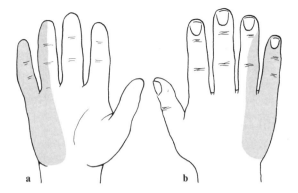

Abb. 44 a, b. Sensibilitätsausfall bei distaler Ulnarislähmung

abductor digiti minimi und Flexor digiti minimi brevis und teilt sich in seine motorischen Endäste für den Hypothenar (Mm. palmaris brevis, abductor, opponens und flexor digiti minimi), die Mm. lumbricales III und IV, die Mm. interossei, M. adductor pollicis und Caput profundum des M. flexor pollicis brevis (Abb. 43).

Der *R. superficialis* gibt ebenfalls einen kleinen motorischen Ast zum M. palmaris brevis ab und teilt sich dann in die sensiblen Endäste Nn. digitales palmares communes IV und V, aus denen die 3 Nn. digitales palmares proprii für die Beuge- und Streckseite der Mittel- und Endphalanx des 5. und die ulnare Hälfte des 4. Fingers hervorgehen (Abb. 44).

Beide Endäste des N. ulnaris stehen über Anastomosen mit dem N. medianus in Verbindung, was klinisch von Bedeutung sein kann.

Klinik. Wegen der oberflächlichen Lage des Nerven am Epicondylus medialis stehen *traumatische Schädigungen* dieser Lokalisation an erster Stelle. Ursächlich kommen dafür in Frage: Stich- und Schnittverletzungen, suprakondyläre Humerusfrakturen, Frakturen des Epicondylus medialis und der Trochlea sowie Frakturen und Luxationen des Ellenbogengelenks. Proximale Schädigungen in der Achselhöhle oder am Oberarm kommen am ehesten bei Stichverletzungen vor, dann meist mit Schädigungen des Plexus brachialis und des N. medianus kombiniert. In Höhe des Handgelenks ist der Nerv am stärksten durch Schnittverletzungen gefährdet, auch hier ist häufig der N. medianus mitbeteiligt.

Iatrogene Ulnarisschädigungen ereignen sich am häufigsten bei der operativen Versorgung ellenbogengelenksnaher Frakturen und Luxationen (supra-, dia- und transkondyläre Humerusfrakturen, Abrißfrakturen des Epicondylus medialis, ausgedehnte Trümmerbrüche, Ellenbogen-, Radiusköpfchen- und Monteggia-Frakturen). Seltener kommt es zu Läsionen bei Knochenbrüchen und deren Versorgung am mittleren und distalen Unterarm sowie am Handgelenk. Zu Lagerungsschäden in der Narkose kommt es an der Ellenbogenstreckseite, wo der Nerv zwischen Knochen und ungepolsterter Unterlage gequetscht werden kann. Druckläsionen durch schlecht sitzende Verbände sind in Oberarmmitte, am Unterarm sowie am Epicondylus medialis möglich. Injektionsschädigungen kommen am ulnarseitigen Unterarm vor.

Bei einer kompletten Durchtrennung des Nerven in Höhe des distalen Unterarms oder des Handgelenks resultiert das Bild der *distalen Ulnarisparese* mit der typischen *Krallenhand* (Abb. 45): Überstreckung in den Grundgelenken und Beugung in den Interphalangealgelenken (durch Ausfall der Mm. interossei), leichte Abspreizung des 4. und 5. Fingers (durch Überwiegen der langen Fingerstrecker); am 2. und 3. Finger ist diese Stellung nicht so deutlich ausgeprägt, da die Mm. lumbricales (N. medianus) die Funktion zum Teil übernehmen. Oft ist auch der Daumen im Grundgelenk überstreckt (Ausfall des M. flexor pollicis brevis). Zusätzlich tritt eine Lähmung der Hypothenarmuskulatur ein (Mm. abductor digiti minimi, flexor digiti minimi brevis und opponens digiti minimi) und die Langfinger können nicht gestreckt werden. Als Folge des Ausfalls der Mm. adductor pollicis und Caput breve m. flexoris pollicis brevis kann der Daumen nicht adduziert werden [*Frommentsches Zeichen:* Ein Papierstreifen kann nicht zwischen den Seitenflächen des Daumens und des Zeigefingergrundgliedes gehalten werden; zum Ausgleich wird durch Anspannung des M. flexor pollicis longus (N. medianus) das Daumenendglied kräftig gebeugt]. Daneben gibt es eine Reihe spezifischer Tests zum Nachweis der Lähmung der kleinen Handmuskeln:

– Fehlen der grübchenförmigen Hauteinziehungen an der ulnaren Handkante bei Abduktion des 5. Fingers (Ausfall des M. palmaris brevis);

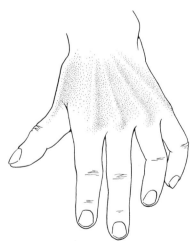

Abb. 45. Krallenhand bei distaler Ulnarislähmung

– Daumen und Zeigefingerspitze können wegen Überstreckung im Daumengrundgelenk nicht mehr zu einem regelmäßigen Kreis geschlossen werden (Signe de Jeanne);
– auch 5. Finger und Daumen können nicht mehr zu einem Ring geschlossen werden;
– die „Nasenstüberbewegung" (schnellendes Strecken der Langfinger) ist infolge des Ausfalls der Mm. interossei nicht mehr möglich.

Bei anhaltender Parese entwickelt sich schließlich eine Atrophie der kleinen Handmuskeln im Spatium interosseum I und am Hypothenar mit Verschmälerung der Hand und eingesunkenen Intermetakarpalräumen. Die Sensibilitätsstörung erstreckt sich bei typischer Innervation über die ulnare Hälfte der Palmarseite des 4. Fingers, die gesamte Palmarseite des 5. Fingers und die Streckseite des Kleinfingerendgliedes (Abb. 44).

Bei distalen Läsionen nach Durchtritt des Nerven durch die Loge de Guyon können auf Grund anatomischer Varianten unterschiedliche Ausfälle auftreten. Eine isolierte Schädigung des R. profundus nach Abgang des Hypothenarastes führt lediglich zu einer Atrophie im Spatium interosseum I. Wenn auch die Äste zu den Mm. interossei und lumbricales intakt bleiben, fehlt die typische Krallenhandstellung.

Bei einer isolierten Schädigung des sensiblen R. dorsalis n. ulnaris am Unterarm kommt es nur zu einer Sensibilitätsstörung an der dorsalen ulna-

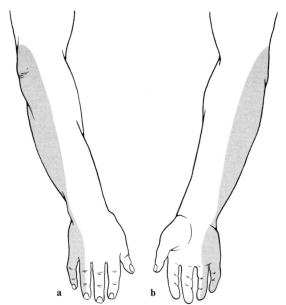

Abb. 46 a, b. Sensibilitätsausfall bei proximaler Ulnarislähmung

ren Handkante sowie an den Streckseiten des 5., 4. und halben 3. Fingers
bis zum 1. Interphalangealgelenk.

Die *proximale Ulnarisparese* bei Schädigungen zwischen Achselhöhle
und Ellenbogen weist neben den genannten Symptomen zusätzlich eine
Einschränkung der Beugung und Ulnarabduktion der Hand auf, da auch
der M. flexor carpi ulnaris und der ulnare Anteil des M. flexor digitorum
profundus ausfallen. Infolge Mitschädigung des hohen sensiblen Astes N.
cutaneus antebrachii ulnaris reicht die Sensibilitätsstörung am ulnarseitigen Unterarm bis zum Ellenbogen (Abb. 46).

Durch eine Reihe anatomischer Besonderheiten können Ulnaris- ebenso wie Medianusläsionen ein unterschiedliches Bild bieten. Häufig bestehen
Anastomosen zwischen Ulnaris und Medianus. Wenn Teile der Thenarmuskulatur durch den N. ulnaris mitversorgt werden, bleibt die Daumenopposition bei Medianusdurchtrennung erhalten. Auf die Martin-Gruber-
Anastomose im proximalen Unterarmdrittel wurde schon hingewiesen
(motorische Ulnarisfasern verlaufen am Oberarm mit dem N. medianus
und wechseln erst über die Anastomose in den N. ulnaris über); in diesen
Fällen tritt bei einer Ulnarisdurchtrennung am Oberarm ein reiner Sensibilitätsausfall ohne motorische Lähmung ein. Andererseits können am Oberarm aber auch motorische Fasern für die Thenarmuskulatur mit dem N. ulnaris verlaufen. In diesem Falle bedeutet eine Ulnarisdurchtrennung in diesem Bereich einen kompletten Ausfall der kleinen Handmuskeln.

Ebenso wie am N. medianus kommen auch am N. ulnaris eine Reihe
charakteristischer *Kompressions-Syndrome* vor.

Ulnariskompression am Ellenbogen. In Höhe des Ellenbogengelenks verläuft der Nerv in einem physiologischen Engpaß, dem Sulcus n. ulnaris. Der
Boden des Sulcus wird durch eine unterschiedlich tiefe Rinne im Epicondylus medialis und dem Olekranon gebildet. Durch das Ligamentum collaterale ulnare des Ellenbogengelenks und zum Ligamentum epicondylo-olecranicum ziehende Faseranteile des M. triceps wird die Rinne zu einem mehr
oder weniger geschlossenen Kanal geformt. In diesem Engpaß liegt der Ulnaris nahe der Oberfläche und kann durch direkte oder indirekte Traumen
geschädigt werden.

Die Schädigungsursachen sind mannigfaltig. Am häufigsten bestehen
Veränderungen am Ellenbogengelenk nach Verletzungen mit oder ohne
Frakturen. Auch nicht-traumatische Arthrosen, Chondromatosen, Ge-
lenkganglien, Tumoren und andere Weichteilprozesse sowie ein abnormer
Processus supracondylaris können die Nervenschädigung auslösen. Bei
bettlägerigen Patienten ist eine lagerungsbedingte chronische Druckschädigung möglich. Auch abnorme funktionelle Belastungen bei bestimmten beruflichen Tätigkeiten (Aufstützen der Unterarme bei Uhrmachern und Te-
lefonisten, Arbeiten mit dem Preßlufthammer) und Quetschung des Nerven

zwischen M. triceps, Gelenkkapsel und Ligamentum epicondylo-olecrani-cum können zu solchen Läsionen führen. Wahrscheinlich spielt auch eine Valgusdeformität infolge Wachstumsstörungen nach Frakturen mit Beteiligung der distalen Humerusepiphysenfuge im Kindesalter eine ätiologische Rolle. Auch die angeborene chronische Luxation oder Subluxation des Nerven aus dem Sulkus, wobei der Nerv bei Ellenbogenbeugung herausgleitet und auf dem Epikondylus reitet, wird als chronisches Mikrotrauma angeschuldigt.

Als weitere Druckursache kommt auch ein fibröses Band zwischen beiden Köpfen des M. flexor carpi ulnaris und dem Epicondylus medialis (Arcus tendineus m. flexoris carpi ulnaris) in Frage (*Kubitaltunnel-Syndrom*).

Die sogenannten *Ulnarisspätlähmungen* bei Schädigungen in Höhe des Ellenbogens sind gekennzeichnet durch das allmähliche Auftreten von Parästhesien (Kribbelgefühl und Ameisenlaufen), Hyperästhesie und – als Spätsymptom – Anästhesie im Bereich der ulnaren Handhälfte. Oft bestehen auch vasomotorische Störungen und trophische Veränderungen (vermehrtes Schwitzen, Hautatrophie, Veränderungen der Fingernägel und des Nagelbettes, Hyperkeratosen). Die motorische Lähmung reicht von einer Haltungsanomalie der Finger bis zum Ausfall aller ulnarisinnervierten Handmuskeln. Die Verdachtsdiagnose wird durch die Untersuchung der taktilen Gnosis und Bestimmung der sensiblen Reizleitungsgeschwindigkeit erhärtet. Als Lokalbefunde sind im Ellenbogenbereich arthrotische Gelenkveränderungen, Bewegungseinschränkungen, Valgusdeformität, Ulnarisluxation oder Nervenverdickungen nachweisbar. Mittels Röntgenaufnahmen können die posttraumatischen Veränderungen (Fehlstellung, Myositis, Arthrose, Kallus) oder andere Druckfaktoren (Chondromatose, abnormer Processus supracondylaris) nachgewiesen werden.

Differentialdiagnostisch ist an die untere Armplexusparese, zervikale Bandscheibenvorfälle und Spondylosen, intraspinale Prozesse wie Syringomyelie und amyotrophische Lateralsklerose zu denken. Auch die Dupuytrensche Kontraktur geht mit einer Flexionsstellung der beiden ulnaren Finger einher, ist jedoch an der Verdickung der Palmaraponeurose und fehlender Hyperextension in den Grundgelenken leicht zu erkennen.

Ulnariskompression am Handgelenk (Loge de Guyon). Ein weiterer physiologischer Engpass für den N. ulnaris besteht beim Eintritt in die Loge de Guyon am Handgelenk. Die dreieckige Loge wird aus der Sehne des M. flexor carpi radialis, dem Os pisiforme, dem Retinaculum flexorum und dem Ligamentum palmare gebildet. Hier verlaufen N., A. und V. ulnaris in enger Nachbarschaft. In der Regel teilt sich der Nerv zwischen Os pisiforme und Ligamentum piso-hamatum in R. profundus und R. superficialis. Der R. profundus gibt schon kurz nach der Teilung den motorischen Hypothenarast zu den Mm. abductor, flexor brevis und opponens digiti minimi ab.

Der Endast zieht vorbei am Ligamentum piso-hamatum, dem Hamulus os-sis hamati und den sehnigen Ansätzen der Hypothenarmuskulatur, um die Mm. interossei, die 3 ulnaren Mm. lumbricales, den M. adductor pollicis und den tiefen Kopf des M. flexor pollicis brevis zu versorgen.

In diesem Bereich sind okkult-traumatische Ulnarisläsionen möglich. Ursächlich kommen dafür chronische Traumen durch den Druck von Arbeitsinstrumenten und Werkzeugen, Stöcken oder Krücken in Frage. Auch einmalige Verletzungen wie Frakturen von Os pisiforme, hamatum, triquetrum, Basis der Metakarpalia IV und V sowie distale Radiusfrakturen können die gleiche Symptomatologie auslösen. Weitere mögliche Schädigungsursachen sind extraneurale Ganglienzysten, Thrombosen, Aneurysmen oder Angiome der A. und V. ulnaris, Gelenkarthrosen zwischen Os pisiforme und triquetrum oder im unteren Radioulnargelenk, Gichttophi oder Verkalkungen neben dem Os pisiforme, ein akzessorischer M. abductor digiti minimi, die Hohlhandphlegmone oder eine Subluxation der Karpalknochen bei der primär-chronischen Polyarthritis.

Nach Lokalisation des Kompressionsfaktors und klinischem Erscheinungsbild sind 3 Lähmungstypen möglich (Abb. 47):

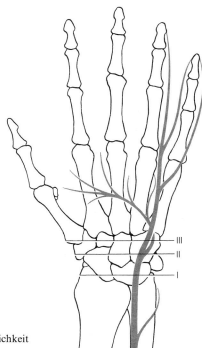

Abb. 47. Verschiedene Höhen der Schädigungsmöglichkeit des N. ulnaris in der Loge de Guyon

Beim *oberen Lähmungstyp* der Loge de Guyon, knapp oberhalb der Teilungsstelle des Nerven, kommt es zu sensiblen (R. superficialis) und motorischen Störungen (R. profundus); nicht geschädigt wird der sensible R. dorsalis, der weiter proximal den Nervenstamm verläßt. Der neurologische Befund ergibt eine Hakenstellung des 5. (und eventuell 4.) Fingers, geringe Parese und Atrophie am Hypothenar, eine ausgeprägte Verschmächtigung der Mm. interossei und adductor pollicis sowie Sensibilitätsstörungen an der ulnaren Handkante und der Volarseite des 5. und halben 4. Fingers.

Beim *mittleren Lähmungstyp* in Höhe der Teilungsstelle, meist durch Ganglien ausgelöst, stehen die motorischen Störungen im Vordergrund.

Der *untere Lähmungstyp* besteht in einer isolierten Profundus-Parese ("deep-ulnar-branch-Syndrom") mit ausschließlich motorischen Ausfällen (Parese der Mm. interossei, adductor pollicis und eventuell des Hypothenar). Diese Läsionen entstehen manchmal nach Handwurzelfrakturen, häufiger aber bei Ganglienzysten der tiefen Hohlhand. Die Zysten liegen unter dem Ligamentum piso-hamatum und pressen den R. profundus gegen das scharfrandige Ligament. Neben den motorischen Störungen bestehen ziehende Schmerzen, besonders bei manueller Tätigkeit, und ein umschriebener Druckschmerz am Os pisiforme.

Elektrophysiologisch läßt sich die distale Ulnariskompression durch Reduktion oder Verlust der sensiblen NAP und den Nachweis einer verzögerten Latenz zum M. adductor pollicis nachweisen. Differentialdiagnostisch muß auch hier an zervikale Bandscheibenvorfälle (C 7/Th 1), Schädigungen des Plexus brachialis (kostoklavikuläres Syndrom, Skalenus-Syndrom, Halsrippe) oder, bei rein motorischen Ausfällen, an zentrale spinale Erkrankungen (spinale Muskelatrophie, Syringomyelie, intramedulläre Tumoren) gedacht werden.

Behandlung. Ulnarisverletzungen werden in gleicher Weise wie andere Nervenverletzungen am Ort der Schädigung aufgesucht und durch Nervennaht oder Transplantation versorgt. Typische Läsionsorte sind das Ellenbogengelenk (Abb. 48a, b), der Unterarm (Abb. 49a, b) und das Handgelenk (Abb. 50a, b).

Die Spätlähmung infolge *Nervenkompression am Ellenbogen* erfordert in aller Regel ebenfalls ein operatives Vorgehen. Die einfache *äußere Neurolyse* ist in solchen Fällen nicht ausreichend; sie ist aber angemessen bei Ganglien u. ä. Raumforderungen. Methode der Wahl ist die *Verlagerung nach vorn* (vgl. Abb. 48a, b), wobei Längengewinne von 2–4 cm möglich sind. Dazu erfolgt ein 12–15 cm langer bogenförmiger Hautschnitt, Durchtrennung des Fettgewebes und Abpräparation des Haut- und Subkutislappens nach palmar. Proximal wird der Nerv in Höhe des Septum intermusculare mediale aufgesucht. Das Dach des Sulkus und weiter distal der Arcus ten-

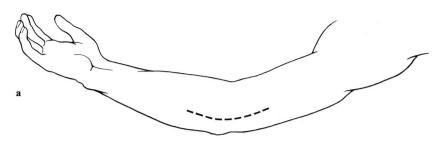

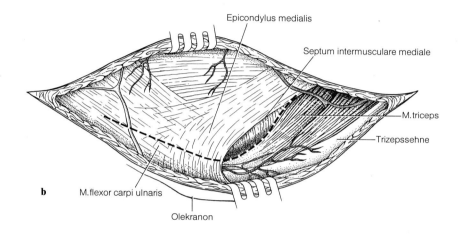

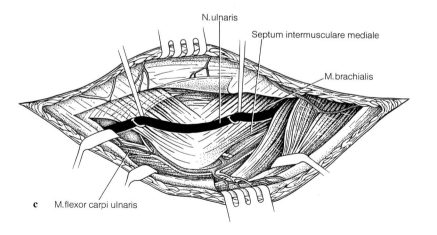

Abb. 48 a–c. Ulnarisverlagerung am Ellenbogen

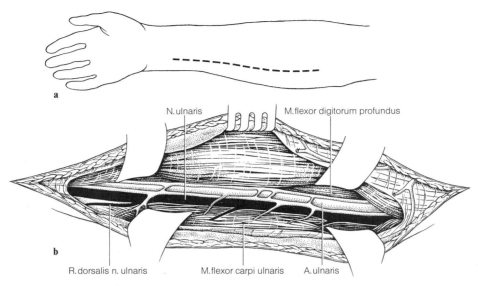

Abb. 49 a, b. Ulnarisfreilegung am Unterarm

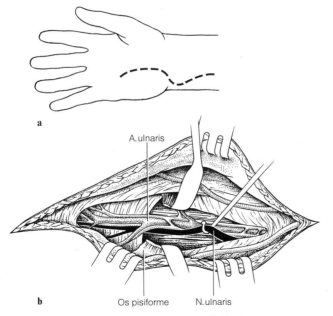

Abb. 50 a, b. Ulnarisfreilegung am Handgelenk

dineus und das aponeurotische Dach zwischen den Ursprüngen des M. flexor carpi ulnaris werden gespalten; die hier abgehenden Muskeläste müssen sorgfältig geschont werden. Nach Lösung der Adhäsionen wird der Nerv nach vorn verlagert, wozu meist der sensible Gelenkast (R. articularis cubiti) geopfert werden muß. Zur Vermeidung einer späteren Knickbildung wird proximal das Septum intermusculare mediale bis zum Knochen durchtrennt. Der Nerv wird in der gewünschten Stellung gehalten, indem die Subkutis mit einigen Nähten auf der Unterlage fixiert wird (*subkutane Verlagerung*). Zur Sicherung der Nervenposition kann eine zusätzliche submuskuläre Verlagerung vorgenommen werden. Dazu werden die Beugeransätze am Epicondylus medialis durchtrennt, nach distal abgeschoben und nach Einlagerung des Nerven wieder mit kräftigem Nahtmaterial fixiert. In diesen Fällen ist postoperativ eine dreiwöchige Ruhigstellung mittels dorsaler Gipsschiene erforderlich, bei der einfachen subkutanen Verlagerung genügt ein leichter Kompressionsverband.

Einige Autoren führen statt der vorderen Verlagerung eine Abmeiselung des medialen Epikondylus aus; mit dieser Methode haben wir keine eigenen Erfahrungen.

In hartnäckigen Fällen von *Kubitaltunnel-Syndrom* wird eine Durchtrennung der bindegewebigen Arkade zwischen Olekranon und medialem Epikondylus vorgenommen, wodurch in der Regel Beschwerdefreiheit erreicht wird.

Bei der Ulnarisfreilegung im Ellenbogenbereich werden unterschiedliche Befunde angetroffen; Ausmaß der Verwachsungen, der Beweglichkeit und Lage des Nerven variieren stark. Oft erscheint der Nerv eingeschnürt oder zeigt spindelförmige Auftreibungen infolge Zunahme des endoneuralen Bindegewebes.

Die Operationsergebnisse sind vom Schweregrad der neurologischen Ausfälle und der Zeitdauer ihres Bestehens abhängig. Die subjektiven Beschwerden (Schmerzen, Parästhesien) verschwinden meist schon kurz nach dem Eingriff, auch die Sensibilitätsstörungen bilden sich meist zurück. Paresen und Atrophien bessern sich nur, wenn sie noch nicht zu lange bestanden haben.

Druckläsionen am Handgelenk können im Frühstadium manchmal durch Ruhigstellung und lokale Kortisoninjektionen gebessert werden. Beim Verdacht auf einen raumfordernden Prozeß in der Loge de Guyon muß operiert werden. Nach einem bogenförmigen Hautschnitt um den Thenar herum (Abb. 50a) wird die Sehne des M. flexor carpi ulnaris dargestellt und bis zum Os pisiforme verfolgt. Der lateral von der Sehne liegende N. ulnaris wird in Höhe der Loge dargestellt und das Dach der Loge radial des Os pisiforme gespalten. Im Bedarfsfall muß die Nervenfreilegung noch weiter nach distal fortgesetzt werden. Dabei finden sich am häufigsten narbige Adhäsionen, Kompressionen durch Ganglien und thrombosierte

Gefäße. Die Operationsergebnisse sind gut, eine Heilung tritt in den meisten Fällen ein.

Beim Versagen primärer Eingriffe sind gelegentlich *Ersatzoperationen* indiziert. Zur Beseitigung der *Krallenhandstellung* sind verschiedene Verfahren möglich:

– streckseitige Sehnenoperationen (die Sehnen der Mm. extensor indicis und extensor digiti minimi werden peripher abgetrennt, aufgespalten und an den Tractus laterales vernäht; bei einem anderen Verfahren werden die Dorsalaponeurosen freigelegt, die durchtrennte Sehne des M. extensor carpi radialis brevis durch ein freies Sehnentransplantat aus dem M. plantaris verlängert und die aufgespaltene Sehne an den Tractus laterales in Höhe des Grundgliedes befestigt);
– beugeseitige Sehnenoperation (eine Sehne des M. flexor digitorum superficialis wird durchtrennt, herausgeleitet, aufgespalten, durch die Lumbrikaliskanäle geführt und an den Dorsalaponeurosen vernäht);
– Resektion der proximalen fibrösen Sehnenscheide (durch die Verlagerung des Sehnenzuges nach distal wird die Hyperextension vermindert und die Beugung in den Grundgelenken verbessert);
– Kapselplastik (nach einem Hautschnitt in der distalen Hohlhandfalte wird die Gelenkkapsel trapezförmig inzidiert und der Kapsellappen zentral fixiert, wodurch die Hyperextension im Grundgelenk korrigiert wird).

Zur Verbesserung des Feingriffs zwischen Daumen und Zeigefinger sind zwei Verfahren üblich:

– Indizisplastik (Abtrennung der Sehne des M. extensor indicis am Zeigefingergrundgelenk, Fixieren des Sehnenstumpfes an der Radialseite der Dorsalaponeurose);
– Adduktionsplastik (transossäre Verankerung eines freien Sehnentransplantats auf der ulnar-palmaren Seite des Daumengrundgliedes, Durchziehen bis zur Palmarfläche des gelähmten M. adductor pollicis und streckseitige Vereinigung mit dem M. extensor carpi radialis longus oder brachioradialis).

5.1.7 Kombinierte Medianus-Ulnaris-Schädigung

Beide Nerven verlaufen an Oberarm, Unterarm und Handgelenk eng benachbart und werden deshalb häufig gemeinsam verletzt. Die Kombination der Ausfallerscheinungen führt zu einem auffälligen Lähmungsbild: Die Hand wird dorsalflektiert, leicht supiniert und gering ulnarabduziert. Durch die Atrophie der Binnen-, Thenar- und Hypothenarmuskulatur er-

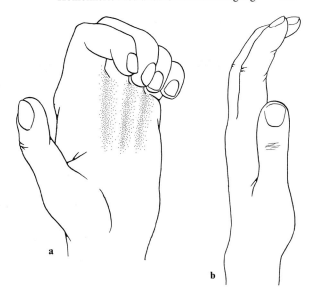

Abb. 51 a, b. Motorisches Lähmungsbild bei kombinierter Medianus-Ulnaris-Parese

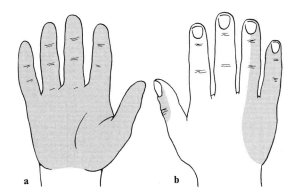

Abb. 52 a, b. Sensibilitätsausfall bei kombinierter Medianus-Ulnaris-Parese

scheint der Handteller abgeflacht (Platthand, Affenhand), der Daumen liegt unbeweglich flach an und die Finger stehen in Krallenstellung (Abb. 51 a, b). Bei proximalen Schädigungen macht sich die Krallenstellung nicht so stark bemerkbar, weil auch alle Fingerbeuger ausgefallen sind. Hinzu kommen ausgedehnte Sensibilitätsstörungen (Abb. 52 a, b).

Die nervenchirurgische Versorgung entspricht der bei den Einzelnerven beschriebenen.

Motorische Ersatzoperationen sind nur dann sinnvoll, wenn Trophik und Sensibilität durch den Primäreingriff ausreichend rekonstruiert wurden. Zur Wiederherstellung der Adduktion des Daumens und des Hohlhandgewölbes bei peripherer Lähmung ist die Sehnen-T-Operation geeignet (nach Abtrennung der Superfizialissehne wird ein freies Sehnentransplantat hinter den Beugesehnen zwischen der Basis des Daumengrundgliedes und dem Hals des 5. Mittelhandknochens transossär befestigt, der Stumpf der Superfizialissehne wird T-förmig in der Mitte des Sehnentransplantates angenäht).

Zur Wiedererlangung der Fingerbeugung und Daumenopposition wird zunächst das Handgelenk in Funktionsstellung durch Arthrodese stabilisiert. Die abgetrennte Sehne des M. brachioradialis wird mit einem Sehnentransplantat verlängert und am Daumen vernäht (Oppositionseffekt), die Sehne des M. extensor carpi radialis longus zur Beugeseite verlagert und dort mit den Profundussehnen verbunden. Die Sehne des M. extensor carpi radialis brevis wird End-zu-End mit der Sehne des M. flexor pollicis longus vereinigt (Fingerbeugung). Eine gängige Modifikation dieser Methode ist die End-zu-End-Vereinigung der Brachioradialis-Sehne mit der des M. flexor pollicis longus. Danach wird die Sehne des M. extensor carpi ulnaris End-zu-Seit mit den Profundussehnen vernäht, während die Sehne des M. extensor carpi radialis longus nach Verlängerung durch ein freies Transplantat am Köpfchen des 1. Mittelhandknochens fixiert wird und so eine Daumenopposition ermöglicht.

5.1.8 Fingernerven

Die Nervenversorgung der Finger entstammt den langen Armnerven Medianus, Ulnaris und Radialis. Die Nn. medianus und ulnaris entlassen als sensible Endäste die Nn. digitales palmares communes, die sich in die Nn. digitales palmares proprii für die sensible Versorgung der Finger aufteilen. Der N. radialis gibt als sensible Endäste ebenfalls Nn. digitales dorsales ab, die an der sensiblen Versorgung der Dorsalseite der Finger 1–3 beteiligt sind.

Akut-traumatisch werden die Fingernerven meist bei Schnittverletzungen geschädigt. Die Verletzung eines N. digitalis palmaris communis führt zum Sensibilitätsausfall der einander zugewandten Seiten zweier benachbarter Finger, entsprechend den Versorgungsgebieten der ihm entstammenden Nn. digitales proprii. Wenn nur der N. digitalis palmaris proprius geschädigt wird, kommt es zu Sensibilitätsstörungen an der halben Palmarseite des Fingers und der Streckseite der Endphalanx, die um so geringer ausgeprägt sind, je weiter distal die Läsion liegt. Da aber über Fasern der kontralateralen Fingernerven fast immer eine Mitversorgung erfolgt, tritt häufig keine komplette Anästhesie ein.

Wegen der erheblichen Ausfallerscheinungen, vor allem bei Schädigungen an Daumen und Zeigefinger (Fein- und Spitzgriff, „Fingerspitzengefühl"), die den Gebrauchswert der Hand erheblich mindern, werden durchtrennte Fingernerven möglichst durch Primärnaht versorgt. Bei der Sekundärversorgung ist dagegen fast immer eine Transplantation erforderlich. Da die Regenerationsfähigkeit gut ist, kann bei Anwendung mikrochirurgischer Techniken mit guten Ergebnissen gerechnet werden. Die Rückkehr der sensiblen Qualitäten erfolgt in der Reihenfolge grobe Berührung, Schmerz, feine Berührung und benötigt pro Fingersegment etwa einen Monat. Mit der Wiederherstellung der Stereognosie ist jedoch praktisch nie zu rechnen.

Zu chronischen Druckschädigungen kommt es am häufigsten durch okkulte Traumen; so z. B. bei extremer Hyperextension und lateraler Abwinkelung des Fingers, wobei der Nerv gegen den scharfen Rand des angespannten Bandes zwischen den Metakarpalköpfchen gepreßt wird. Eine gleichartige Neuropathie kann auch bei Quetschungen in a.-p-Richtung oder Schlag eines Balls auf die Handfläche auftreten. Druckläsionen können auch durch Tumoren, eine Arthritis, Periarthritis des Metakarpophalangealgelenks und rheumatische oder traumatische Tendovaginitiden ausgelöst werden.

Die Neuropathie der Fingernerven ist durch einen brennenden Fingerschmerz gekennzeichnet. Hinzu kommen sensible und vasomotorische Störungen (Kältegefühl). Der Schmerz kann durch Fingerextension im Metakarpophalangealgelenk oder palmaren Druck ausgelöst oder verstärkt werden.

Die chronischen Druckläsionen können vielfach konservativ durch lokale Kortikoidinfiltrationen gebessert werden. Führt dies nicht zum Erfolg, ist ein operativer Eingriff erforderlich (längsverlaufender Hautschnitt von der proximalen Beugefalte in der Hohlhand bis zur Interdigitalfalte, Spaltung des Intermetakarpaltunnels über dem Nerven).

5.1.9 N. thoracodorsalis

Anatomie. Der N. thoracodorsalis entstammt den Segmenten C 6–C 8 und geht aus dem Fasciculus posterior oder als hoher Ast aus dem N. axillaris oder dem N. radialis hervor. Er erreicht in der hinteren Achselfalte den M. latissimus dorsi (manchmal auch den M. teres major) und zieht dann an diesem Muskel entlang nach distal.

Klinik. Isolierte Paresen dieses Nerven kommen kaum vor, er ist aber bei kaudalen Plexusläsionen manchmal mitbetroffen. Der M. latissimus dorsi ist bei Adduktion und Innenrotation des Schultergelenks mitbeteiligt, sein Ausfall bewirkt eine Kraftminderung dieser Bewegungen. Schon äußerlich ist die Lähmung an einer Muskelverschmächtigung in der hinteren Axillarlinie zu erkennen.

Behandlung. Da eine Parese des M. latissimus dorsi durch die Mm. pectoralis major und teres major ausreichend kompensiert wird, sind direkte Nerveneingriffe oder Ersatzoperationen nicht erforderlich.

5.1.10 N. thoracicus longus

Anatomie. Dieser Nerv entstammt den Segmenten C 5–C 7. Dorsal vom eigentlichen Plexus brachialis zieht er durch den M. scalenus medius zur seitlichen Thoraxwand abwärts und versorgt motorisch die einzelnen Zacken des M. serratus anterior.

Klinik. Der N. thoracicus longus wird wegen seines langen Verlaufs entlang der Thoraxwand nicht selten verletzt. Typische Schädigungsmechanismen sind die axilläre Lymphknotenausräumung, die Thorakoplastik, mechanischer Druck (Rucksacklähmung) und Arbeiten mit dem Preßlufthammer. Seltenere Ursachen sind Gipskorsett und Adduktionsschiene sowie heftige Schläge auf die Schulter.
  Bei der Serratuslähmung kommt es zur sogenannten Scapula alata (bei Anheben des Arms gegen Widerstand klappt das Schulterblatt von der Thoraxwand ab) und der Arm kann nicht nach vorn über die Horizontale gehoben werden. An der Thoraxwand ist die Atrophie der Serratuszacken meist gut zu erkennen.

Behandlung. Der direkte Zugang zum N. thoracicus longus am unteren Plexus brachialis ist technisch schwierig und vielfach erfolglos. In den meisten Fällen wird deshalb eine Ersatzoperation notwendig. Gute Ergebnisse sind mit der Fixierung des unteren Schulterblattwinkels an der 9. Rippe und der Verankerung am M. latissimus dorsi durch Muskelplastik zu erreichen.

5.1.11 N. suprascapularis

Anatomie. Der N. suprascapularis enthält Fasern aus den Segmenten C 4–C 6 und verläßt auf der Höhe der Skalenuslücke den Truncus superior des

Plexus brachialis. Hinter dem Schlüsselbein und unter dem Trapeziusansatz zieht er durch die Incisura scapulae zum Schulterblatt, um dort neben den Mm. supra- und infraspinatus Bänder und Kapselanteile des Schultergelenks zu versorgen.

Klinik. Traumatische Schädigungen des N. suprascapularis können bei Schnitt- und Stichverletzungen oder Frakturen des Schulterblatthalses auftreten. Häufig sind auch Mitverletzungen bei Plexus- und Axillarisschädigungen, bei Schulterluxationen und bei Turnunfällen. Zu chronischen Druckschädigungen kann es bei Kompressionen zwischen Schlüsselbein und 1. Rippe durch das Tragen schwerer Lasten kommen.

Die Mm. supra- und infraspinatus sind funktionell zusammen mit den Mm. deltoideus und teres minor bei der Außenrotation und Abduktion des Schultergelenks beteiligt. Eine Lähmung führt zur Schwäche der Armhebung und Außenrotation der Schulter (Pronationsstellung des herabhängenden Arms). Die Atrophie des M. infraspinatus ist deutlich zu erkennen.

Behandlung. Bei Kontinuitätsunterbrechungen ist der Versuch der Nervennaht gerechtfertigt, bei Zerrschädigungen und narbigen Kompressionen wird eine Neurolyse vorgenommen, wozu der Nerv in der Fossa supraclavicularis aufgesucht wird. Wenn eine bleibende Lähmung bestehen bleibt, kann als motorische Ersatzoperation der Ansatz des M. teres major, der durch den N. suprascapularis innerviert wird, um die Humerushinterfläche herumgeführt und reinseriert werden.

5.1.12 N. subscapularis

Anatomie. Der N. subscapularis wird aus Fasern der Segmente C 5–C 8 gebildet und verläßt den Plexus brachialis am Truncus superior und Fasciculus posterior. Er entsendet motorische Äste zu den Mm. subscapularis und teres major.

Klinik. Isolierte Schädigungen sind äußerst selten, meist ist der Nerv bei Plexusläsionen mitbeteiligt. Beim Ausfall der Mm. subscapularis und teres major ist die Innenrotation des Schultergelenks beeinträchtigt.

Behandlung. Da die Funktion durch die übrigen Innenrotatoren (Mm. pectoralis major und latissimus dorsi, vorderer Anteil des M. deltoideus) ausreichend kompensiert wird, ist eine chirurgische Indikation kaum gegeben; hinzu kommt, daß der Nerv wegen seiner tiefen Lage, des kurzen Verlaufs und seiner raschen Aufteilung in die Muskeläste operativ nur sehr schwer darzustellen ist.

5.1.13 N. dorsalis scapulae

Anatomie. Dieser rein motorische Nerv entstammt den Segmenten C 3–C 5 und verläßt dorsal den Plexus brachialis (vgl. Abb. 12). Über den M. scalenus medius zieht er zum M. levator scapulae und zu den Mm. rhomboidei.

Klinik. Auch dieser Nerv wird nur selten isoliert geschädigt, eine Mitbeteiligung bei oberen Plexusläsionen ist jedoch häufig. Sein Ausfall mit Lähmung der Mm. levator scapulae und rhomboidei führt zu einer Behinderung der Schulterblattdrehung, die sich bei kräftigen Armbewegungen auswirkt.

Behandlung. Da die Funktion durch die intakten übrigen Schultermuskeln, insbesondere den M. trapezius, genügend kompensiert wird, sind in der Praxis direkte Eingriffe am N. dorsalis scapulae oder motorische Ersatzoperationen kaum indiziert.

5.1.14 Nn. pectorales

Anatomie. Die Nn. pectorales (vgl. Abb. 12) enthalten Fasern der Segmente C 5–Th 1 und entspringen aus den Fasciculi lateralis und medialis des Plexus brachialis. Unter der Klavikula erreichen sie die Mm. pectoralis major und minor, die sie innervieren.

Klinik. Die Nn. pectorales sind gewöhnlich bei Plexusläsionen mitbetroffen. Die Mm. pectoralis major und minor sind bei der Adduktion und Innenrotation des Schultergelenks beteiligt (besonders wirksam z. B. bei sportlichen Betätigungen wie Speerwerfen, Barren- und Reckturnen). Ihr Ausfall führt zu einer Adduktionsschwäche sowie sicht- und tastbarer Atrophie des großen Brustmuskels.

Behandlung. Durch die übrigen Muskeln des Schultergelenks wird der Ausfall weitgehend ausgeglichen. Nerveneingriffe und Ersatzoperationen sind deshalb nicht erforderlich.

5.2 Nervenschädigungen an der unteren Extremität

5.2.1 Plexus lumbosacralis

Anatomie. Der Plexus lumbosacralis wird aus den ventralen Ästen der Lumbal- und Sakralnerven (Th 12) L 1–S 3 (S 4) sowie den Nn. subcostalis und coccygeus gebildet. Durch Schlingenbildung sind die Plexusanteile mit den benachbarten Spinalnerven verbunden. Topographisch und funktionell ist eine Differenzierung in einzelne Abschnitte möglich:

Der *Plexus lumbalis* (Th 12/L 1–L 4, Abb. 53) zieht durch den M. psoas. Noch im Muskelbereich treten die kurzen Rr. musculares für die Mm. intertransversarii, quadratus lumborum sowie psoas major und minor aus. Distal davon gehen aus dem Plexus lumbalis die langen Nerven für die untere Extremität hervor (Nn. iliohypogastricus, ilioinguinalis, cutaneus femoris lateralis, femoralis, genitofemoralis und obturatorius).

Der *Plexus sacralis* (L 4–S 3/S 4) wird nochmals in Plexus ischiadicus und Plexus pudendus unterteilt. Der *Plexus ischiadicus* geht aus dem Trun-

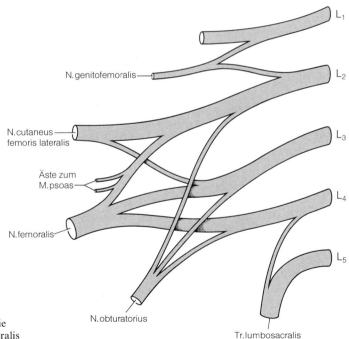

Abb. 53. Topographie des Plexus lumbosacralis

cus lumbosacralis (aus L 4 und L 5) und den Sakralnerven S 1–S 3 hervor,
die sich auf dem M. piriformis zu einer Nervenplatte vereinigen, welche bis
zum Foramen infrapiriforme reicht. Beim Austritt aus dem kleinen Becken
geht daraus der N. ischiadicus bzw. die Nn. tibialis und peronaeus communis hervor. Die kurzen Rr. musculares versorgen die Mm. piriformis, gemelli, quadratus femoris und obturatorius internus.

Der *Plexus pudendus* wird aus den ventralen Ästen von S 2–S 4 gebildet.
Sein Hauptstamm ist der N. pudendus, der mit seinen Ästen die Haut der
Analregion (Nn. rectales inferiores), Damm, Skrotum bzw. Labia majora
sowie Penis/Klitoris [Nn. perineales und scrotales (labiales) posteriores; N.
dorsalis penis (clitoridis)] sowie die Mm. transversi perinei superficialis et
profundus, bulbocavernosus und ischiocavernosus versorgt. Aus Anteilen
von S 3–S 5 entwickelt sich der zarte *Plexus coccygeus,* der sensibel die
Haut über dem Steißbein und dem Anus und motorisch die Mm. coccygeus
und einen Teil des Levator ani innerviert.

Klinik. Wegen seiner geschützten, tiefen Lage im kleinen Becken kommen
isolierte traumatische Schädigungen des Plexus lumbosacralis nur selten
vor. Möglich sind derartige Läsionen bei schweren Traumen der Bauch-
Beckenorgane sowie Beckenring- und Sakrumfrakturen. Weitere seltene
Schädigungsursachen sind Querfortsatzfrakturen im Bereich der Lendenwirbelsäule, Kontusionen des Retroperitonealraums und Vernarbungen
nach Psoashämatomen.

Druckschädigungen sind bei Tumorwachstum im kleinen Becken, während Schwangerschaft und Entbindung, bei retroperitonealen Hämatomen
infolge von Blutgerinnungsstörungen oder unter einer Antikoagulantientherapie möglich. Invasiv wachsende Tumoren der Beckenorgane können
gleichfalls zu einer Plexusschädigung führen, die häufig lange Zeit als Ischi-
algie fehlgedeutet wird, oder nur den lumbalen Grenzstrang des Sympathi-
kus schädigt; in diesen Fällen stehen diffuse Schmerzen und vegetative
Symptome ganz im Vordergrund; beschrieben sind auch Beinplexusläsio-
nen bei Senkungsabszessen. Bei anhaltenden beruflichen Tätigkeiten in
Hockstellung wurden Plexus- oder Ischiadikusausfälle beobachtet und als
„Rübenzieherneuritis" bezeichnet.

Iatrogene Verletzungen des Plexus lumbosacralis kommen als Überdehnung beim totalen Hüftgelenkersatz, bei der Reposition traumatischer
Hüftluxationen, der Hüftgelenkarthrodese, der Umstellungsosteotomie am
Schenkelhals sowie der Osteosynthese bei Azetabulum- und Schenkelhals-
frakturen vor. Da die kürzeren Nerven eine geringere Dehnungstoleranz
haben, dominieren die Ausfälle der proximalen Muskelgruppen (Hüftbeuger und Glutäalmuskulatur). Injektionsschädigungen mit Sofortschmerz,
Parästhesien in den Dermatomen L 3 und L 4 sowie Paresen der Hüftbeuger und Kniestrecker sind bei hoher intraglutäaler Injektion möglich.

Strahlenschädigungen sind selten, wurden aber nach Bestrahlung von Rektum-Blasen-Ovarialtumoren, Tumoren des Hodens und des kleinen Beckens sowie der paraaortalen Lymphknoten beschrieben.

Schädigungen des Plexus lumbalis führen zu einem Ausfall der Hüftbeuger, Kniestrecker sowie der Außenrotatoren und Adduktoren des Oberschenkels. Die sensiblen Ausfälle erstrecken sich über Teile des Beckens und des Oberschenkels. Bei Schädigungen des Plexus sacralis sind die Hüftstrekker, Kniebeuger sowie alle Muskeln des Unterschenkels und Fußes gelähmt. Sensibilitätsausfälle bestehen an Oberschenkelrückseite, Unterschenkel und Fuß.

Behandlung. Eine chirurgische Behandlung intrapelviner Plexusverletzungen ist kaum möglich. Anhaltende quälende Wurzelschmerzen erfordern manchmal eine Wurzeldurchschneidung. Die iatrogenen Dehnungsschäden werden konservativ behandelt.

5.2.2 N. genitofemoralis

Der N. genitofemoralis kommt aus den Wurzeln L 1 und L 2 und teilt sich nach kurzem Verlauf in den R. genitalis (N. spermaticus externus) und R. femoralis (N. lumboinguinalis). Auf dem M. psoas erreichen beide Nerven ihre Innervationsgebiete.

Der *R. genitalis* zieht zusammen mit dem Samenstrang in das Skrotum (bzw. mit dem Ligamentum teres uteri zu den Labia majora), versorgt sensibel das Skrotum bzw. die Labia majora und einen Teil der Oberschenkelinnenseite sowie motorisch den M. cremaster. Der *R. femoralis* zieht unter dem Ligamentum inguinale zur Leistenbeuge, die er sensibel versorgt.

Genitofemoralisschädigungen erfolgen meist iatrogen (Herniotomie!). Die Folge sind Sensibilitätsstörungen im Versorgungsgebiet, manchmal auch typische Schmerzzustände (sogenannte *Spermatikus-Neuralgie*). In diesen Fällen ist meist eine proximale Nervendurchtrennung erforderlich.

5.2.3 N. ilioinguinalis

Der N. ilioinguinalis entstammt der Wurzel L 1 (manchmal auch L 2), zieht zusammen mit dem N. iliohypogastricus nach distal und erreicht die Mm. obliquus internus und transversus abdominis, die er motorisch innerviert. Als sensibler Endast R. cutaneus anterior zieht er unterhalb der Spina iliaca anterior superior entlang des Ligamentum inguinale im Leistenkanal und teilt sich dort in seine Endäste (Nn. scrotales anteriores bzw. Nn. labiales anteriores und R. recurrens), die die Haut an der Symphyse, Peniswurzel, Skrotum bzw. Labia majora, Teile der Oberschenkelinnenseite und der Leiste versorgen.

Auch dieser Nerv wird am ehesten bei Operationen verletzt (Herniotomie, Nephrektomie) mit nachfolgenden Sensibilitätsstörungen und Schmerzen im Versorgungsgebiet; der motorische Ausfall von Teilen der Bauchmuskulatur ist klinisch bedeutungslos. Narbige Kompressionen oder Teilschädigungen können einen chronischen Schmerzzustand unterhalten (*Ilioinguinalis-Syndrom*), der durch eine Neurolyse meist dauerhaft behoben werden kann.

5.2.4 N. iliohypogastricus

Der N. iliohypogastricus entstammt der Wurzel Th 12 oder L 1. Er verläuft zusammen mit dem N. ilioinguinalis nach distal bis zur Crista iliaca. Zwischen den Mm. transversus abdominis und obliquus internus abdominis, die er motorisch mitversorgt, zieht er zum inneren Leistenring. Dort wird ein Seitenast (R. cutaneus lateralis) für die Haut der Hüfte und Beckenaußenseite abgegeben. Der Endast R. cutaneus anterior passiert die Aponeurose des M. obliquus externus und erreicht die Haut über der Symphyse und der Leistenregion.

Der Nerv kann gleichfalls bei Unterbauchoperationen (z. B. Nephrektomie) geschädigt werden. Wegen der meist nur geringfügigen Ausfallerscheinungen sind jedoch rekonstruktive Eingriffe nicht indiziert.

5.2.5 N. cutaneus femoris lateralis

Anatomie. Der rein sensible N. cutaneus femoris lateralis entstammt den Segmenten L 2 und L 3. Er verläuft durch den M. psoas, über den M. quadratus lumborum und über die Crista iliaca zur Spina iliaca anterior superior. In dieser Höhe zieht er aus dem kleinen Becken unter die Fascia lata, wo er sich in seinen dorsalen und ventralen Hauptast teilt. Er versorgt, in Variationen, die Vorder-Seitenfläche des mittleren und distalen Oberschenkels (Abb. 54).

Klinik. Schädigungen des N. cutaneus femoris lateralis sind bei tiefen Weichteilverletzungen, Beckentrümmerfrakturen oder stumpfen Traumen in der Leistenbeuge möglich. Häufiger sind wohl iatrogene Läsionen bei der Knochenspanentnahme aus dem Beckenkamm, Hüftoperationen, Append-

Abb. 54 a, b. Sensibles Innervationsgebiet des N. cutaneus femoris lateralis an der Vorder-Seitenfläche des mittleren und distalen Oberschenkels

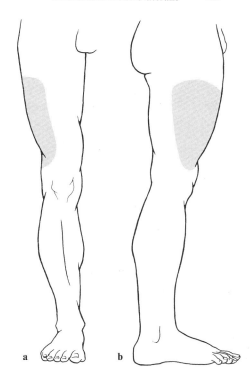

a   b

ektomie und gynäkologischen Eingriffen. Weitere, seltene Schädigungsformen sind Druck auf die Leiste bei tiefreichenden Thoraxgipsverbänden oder Bestrahlungen der Leistenregion. Die Folge sind typische Sensibilitätsausfälle und Schmerzen im Versorgungsgebiet.

Ein charakteristisches Krankheitsbild ist die *Meralgia paraesthetica*. Es tritt bevorzugt bei Männern mittleren Lebensalters auf, meist einseitig. Subjektiv werden intermittierende Parästhesien und Schmerzen an der Oberschenkelaußenseite angegeben, die bei Beugehaltung der Hüfte abnehmen können, in aufrechter Körperhaltung oder beim Treppensteigen sich dagegen steigern. Neben der Störung der Oberflächensensibilität bestehen manchmal auch trophische Störungen und ein umschriebener Druckschmerz neben der Spina iliaca anterior superior, wo der Nerv das Leistenband passiert. Durch eine Hyperextension im Hüftgelenk bei Flexion im Kniegelenk („umgekehrter Lasègue") kann der Schmerz provoziert werden. Ursache der Erkrankung ist wahrscheinlich eine mechanische Kompression des Nerven unter dem Ligamentum inguinale, wo er zwischen den Sehnenfasern der Mm. obliqui abdominis scharfwinkelig abknickt. Begün-

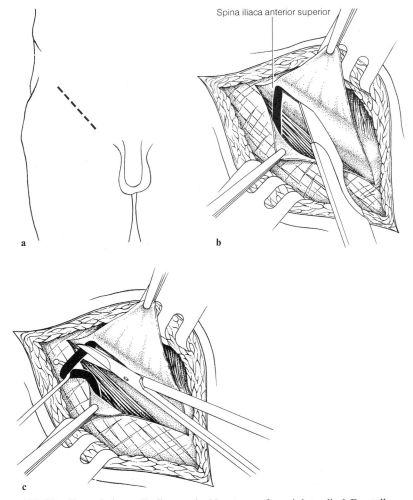

Abb. 55. a Hautschnitt zur Freilegung des N. cutaneus femoris lateralis. **b** Darstellung und Verlagerung des N. cutaneus femoris lateralis. **c** Durchtrennung des N. cutaneus femoris lateralis

stigend wirken äußere mechanische Einflüsse (zu enger Gürtel oder Hosenbund, Schwangerschaft, starke Gewichtszunahme); familiäre Häufung ist bekannt. Differentialdiagnostisch müssen hohe Diskushernien und Koxarthrosen ausgeschlossen werden.

Behandlung. Wenn nur Sensibilitätsstörungen bestehen, ist eine chirurgische Therapie nicht erforderlich.

Der Spontanverlauf der Meralgia paraesthetica ist unterschiedlich. Manche Patienten werden ohne Behandlung beschwerdefrei, bei anderen bleibt nur eine Sensibilitätsstörung bestehen. In hartnäckigen Fällen bringt die lokale Injektion von Lokalanästhetika und Hydrokortison oft Besserung. Wenn auch diese Maßnahmen auf Dauer keine Linderung verschaffen, ist die Operationsindikation gegeben: Der Nerv wird im Faszienkanal am Leistenband freigelegt und neurolysiert (Abb. 55 a, b) oder, bei starker Vernarbung, durchtrennt (Abb. 55 c).

5.2.6 N. obturatorius

Anatomie. Der N. obturatorius entstammt den Segmenten L 2–L 4. Vom medialen Rand des M. psoas zieht er durch das kleine Becken zum Canalis obturatorius. Dort erfolgt die Aufteilung in einen Muskelast für den M. obturatorius externus und die Rr. anterior und posterior. Der R. anterior gibt in Höhe des M. adductor brevis Muskeläste für die Mm. pectineus, adduc-

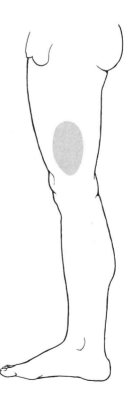

Abb. 56. Sensibles Innervationsgebiet des N. obturatorius an der Innenseite des distalen Oberschenkels

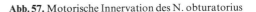

Abb. 57. Motorische Innervation des N. obturatorius

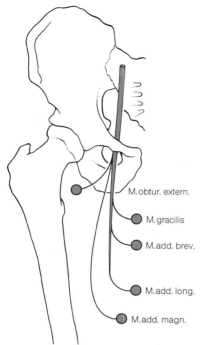

M. obtur. extern.

M. gracilis

M. add. brev.

M. add. long.

M. add. magn.

tores longus und brevis sowie gracilis ab und endet als sensibler R. cutaneus; dieser zieht durch die Fascia lata zur Haut der Innenseite des distalen Oberschenkels, die er sensibel versorgt (Abb. 56). Der R. posterior teilt sich in Muskeläste für die Mm. adductor brevis und adductor magnus (Abb. 57).

Klinik. Obturatoriusschädigungen sind bei tiefen Stich- und Schußverletzungen, Beckenfrakturen, Hernia obturatoria, Tumoren und Metastasen im kleinen Becken sowie während der Schwangerschaft und Entbindung möglich. Auch Überdehnungsschäden beim totalen Hüftgelenkersatz kommen vor. Die Lähmung führt zum Ausfall der Adduktoren mit gestörtem Schenkelschluß auf der betroffenen Seite; beim Gehen wird das betroffene Bein stärker zirkumduziert. Die Sensibilität ist nicht in allen Fällen gestört. Infolge Mitbeteiligung der Nn. ischiadicus und femoralis an der Adduktoreninnervation sind auch die motorischen Ausfälle häufig nicht komplett.

Chronischer Druck auf den Nerven im Obturatortunnel durch Tumoren u. ä. kann das Bild der *Obturatoriusneuralgie* auslösen. Dabei bestehen

Schmerzen im Kniegelenk, das durch einen Gelenkast des R. posterior n. obturatorius mitversorgt wird. Der Gang erscheint unsicher und breitbeinig.

Behandlung. Operative Eingriffe kommen bei Obturatoriusläsionen kaum in Betracht. Zur Beseitigung spastischer Adduktorenkontrakturen bei Querschnittlähmung wird manchmal eine Obturatoriusdurchtrennung durchgeführt.

5.2.7 Nn. glutaei

Der *N. glutaeus superior* stammt aus den Segmenten L 4–S 1, zieht durch das Foramen suprapiriforme zwischen die Mm. glutaeus medius und minimus, die er motorisch versorgt, und weiter zum M. tensor fasciae latae. Die vom Glutaeus superior versorgten Muskeln dienen der Abduktion des Oberschenkels und der Hüfte sowie der Innenrotation des Hüftgelenks. Eine Schwäche der Hüftgelenksabduktion führt zu charakteristischen Gangstörungen: Das Becken wird bei jedem Schritt auf der Schwungbeinseite abgekippt (Trendelenburg-Zeichen); zur Kompensation wird häufig der Rumpf zur Seite geneigt (Duchenne-Zeichen).

Der *N. glutaeus inferior* kommt aus den Segmenten L 5–S 2, zieht durch das Foramen infrapiriforme und teilt sich dann in die Muskeläste für den M. glutaeus maximus und kleine Äste für das Hüftgelenk. Beim Ausfall des Glutaeus maximus kommt es zu einer Streckschwäche in der Hüfte: Das Treppensteigen und Aufstehen aus dem Sitzen sind nicht mehr möglich. Schon beim Betrachten fällt auf, daß die Infraglutäalfalte auf der gelähmten Seite tiefer steht.

Schädigungen der Nn. glutaei sind bei tiefen, scharfen Verletzungen (Schuß- und Stichverletzungen), durch Druck unter der Geburt, bei fehlerhafter intraglutäaler Injektion oder infolge Überdehnung beim totalen Hüftgelenkersatz möglich.

Wegen der erheblichen motorischen Ausfallerscheinungen sollte eine operative Behandlung erfolgen. Der Nerv kann nach Durchtrennung der Fasern des M. glutaeus maximus dargestellt, die Nervenverletzung durch Nervennaht versorgt oder durch ein Transplantat überbrückt werden. Bleibt der Eingriff erfolglos, kommen Muskelersatzoperationen in Frage (Verlagerung des M. glutaeus maximus zur Korrektur des Hüfthinkens, Verlagerung des Vastus medialis zum Beckenkamm oder des M. obliquus externus abdominis zum Trochanter, Verlagerung des M. tensor fasciae latae nach dorsal, um die Streckfunktion des M. glutaeus maximus zu ersetzen).

5.2.8 N. pudendus

Der N. pudendus kommt aus den Segmenten S 1–S 4. Zusammen mit anderen Teilen des Plexus sacralis ist er an der sensiblen Innervation der inneren und äußeren Geschlechtsteile und der Organe des Beckens beteiligt. Druckschädigungen am Beckenboden oder nach dem Nervenaustritt aus dem Foramen infrapiriforme in die Fossa ischiorectalis sind bei Beckenoperationen oder durch Tumoren möglich. Auch anhaltende Druckwirkung auf die perinealen Äste in der hinteren Dammregion, z. B. bei Radfahrern, kann zu einer Parese führen. Beim beiderseitigen Pudendusausfall kommt es infolge Denervierung des äußeren Blasen- und Analsphinkters zu Harn- und Stuhlinkontinenz, zu Potenzstörungen und Sensibilitätsstörungen an den äußeren Genitalien.

5.2.9 N. cutaneus femoris posterior

Der rein sensible N. cutaneus femoris posterior zweigt zusammen mit dem N. glutaeus inferior oder als selbständiger Ast aus dem Plexus lumbosacralis ab. Knapp unterhalb des M. glutaeus maximus, medial vom N. ischiadicus, gibt er die Hautäste Nn. clunium inferiores und Rr. perineales ab; diese versorgen sensibel das Gesäß, den Damm und die Oberschenkelrückseite (Abb. 58). Der Nerv verläuft dann subfaszial bis zur Kniegelenkbeuge, wo er sich in kleine Hautäste für diese Region aufteilt. Der N. cutaneus femoris posterior kann ebenfalls durch operative Eingriffe oder Druckschädigungen verschiedener Art lädiert werden.

5.2.10 N. femoralis

Anatomie. Der N. femoralis stammt aus den Segmenten L 1 (oder L 2)–L 4 des Plexus lumbosacralis. Zwischen den Mm. psoas und iliacus zieht er nach kaudal und gibt knapp oberhalb des Leistenbandes Rr. musculares für die Mm. iliopsoas und pectineus sowie sensible Äste für den Oberschenkel ab. Nach Verlassen des Leistenkanals teilt er sich in Gruppen in seine Endäste:

Eine tiefe Gruppe enthält Äste für den M. quadriceps femoris und den N. saphenus. Letzterer gelangt mit der Oberschenkelarterie zunächst zum Adduktorenkanal, tritt durch die Membrana vastoadductoria wieder aus und zieht am M. sartorius nach distal. Noch oberhalb des Condylus medialis femoris geht der R. infrapatellaris für die Haut medial am Knie ab. Der Saphenusstamm verläuft am Unterschenkel zusammen mit der V. saphena

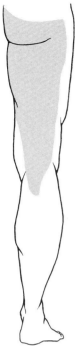

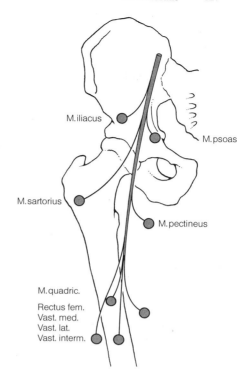

M.iliacus

M.psoas

M.sartorius

M.pectineus

M.quadric.
Rectus fem.
Vast. med.
Vast. lat.
Vast. interm.

Abb. 58. Sensibles Innervationsgebiet des
N. cutaneus femoris posterior

Abb. 59. Motorische Innervation des
N. femoralis

magna und teilt sich in dorsale und ventrale sensible Äste für die Haut bis zum medialen Fußrand.

Die Muskeläste für den M. quadriceps femoris verlassen zwischen Leistenband und Adduktorenkanal den Femoralisstamm. Eine mediale Gruppe enthält motorische Äste für die Mm. pectineus und adductor longus sowie sensible Äste für die mediale Oberschenkelhaut. Nach lateral verlaufen die motorischen Äste für den M. sartorius und sensible Rr. cutanei für den Oberschenkel.

Der N. femoralis versorgt somit motorisch die Hüftbeuger und Kniestrecker (Mm. iliacus, psoas major, sartorius, pectineus und quadriceps femoris; Abb. 59) und sensibel ein großes Hautgebiet an der Vorderseite des Oberschenkels, der Medialfläche des Unterschenkels bis zum medialen Fußrand (Abb. 60).

Klinik. Isolierte intrapelvine Femoralisverletzungen sind selten; sie sind meist mit tödlich verlaufenden Verletzungen der großen Gefäße und des

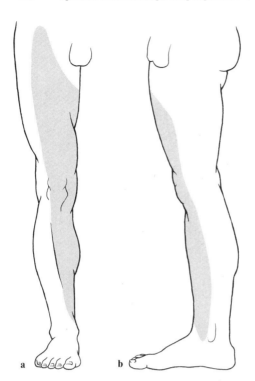

Abb. 60 a, b. Sensibles Innervationsgebiet des N. femoralis

a   b

Darms kombiniert. Stichverletzungen kommen bei Metzgern (Enthäuten!) vor. Druckschädigungen können auftreten bei retroperitonealen Tumoren, Psoashämatomen, Aneurysmen der A. femoralis, komprimierenden Blutungen bei Blutgerinnungsstörungen und Antikoagulantientherapie. Dehnungsschäden wurden nach Überstreckung des Hüftgelenks bei Verkehrsunfällen und Sportverletzungen beschrieben.

Iatrogen kann der N. femoralis gleichfalls geschädigt werden. Möglich sind solche Verletzungen bei operativen Eingriffen wie Appendektomie, Herniotomie (Bassini-Naht), Lymphknotenexstirpation aus der Leiste, Eingriffen am Harnleiter, gynäkologischen Operationen (Hysterektomie), gefäßchirurgischen Eingriffen im Beckenbereich oder beim totalen Hüftgelenkersatz. Druckschädigungen kommen intraoperativ durch Bauchdeckensspreizer oder durch den Druck des kindlichen Schädels bei Entbindungen vor. Auch Lagerungsschädigungen bei Steinschnittlage sind möglich, wenn der Nerv durch starke Flexion, Abduktion und Außenrotation der Beine im Hüftgelenk gegen das feste Leistenband gepreßt wird. Seltenheiten sind Injektionsschädigungen bei Punktion der A. oder V. femoralis unterhalb des Leistenbandes oder fehlerhaften Injektionen in den M. quadriceps femoris. Nach Bestrahlung inguinaler Lymphknoten kann es auch zu Strahlenschädigungen des N. femoralis kommen.

Der sensible N. saphenus kann bei Eingriffen wegen Unterschenkelvarizen oder Shuntoperationen zwischen A. femoralis und V. saphena magna bei Dialysepatienten verletzt werden.

Je nach Schädigungshöhe sind zwei neurologische Schädigungstypen zu unterscheiden:

Bei der *proximalen Femoralislähmung* nach Schädigung des intrapelvinen Anteils im Becken-Unterbauchbereich kommt es zu einer Schwäche des M. iliopsoas mit Einschränkung der Hüftbeugung, die sich beim Gehen, Steigen und Aufsitzen aus der Rückenlage bemerkbar macht. Ein vollständiger Funktionsausfall tritt nicht ein, da der M. iliopsoas durch weitere Äste aus L 2 und L 3 mitinnerviert wird und Teilfunktionen durch die intakten Mm. sartorius, rectus femoris und tensor fasciae latae übernommen werden.

Häufiger ist die *distale Femoralislähmung* bei Verletzung in Höhe des Leistenbandes, distal des Abgangs der Iliopsoasäste. Es kommt zur Parese der Mm. quadriceps femoris, sartorius und pectineus. Im Vordergrund steht der Ausfall der Kniestrecker, was das Gehen und Treppensteigen erheblich behindert. Auffällig sind die Quadrizepsatrophie, Abschwächung oder Aufhebung des Patellarsehnenreflexes und die Ausbildung eines Genu recurvatum.

Chronische Druckschädigungen des N. femoralis sind im Tunnel zwischen M. iliopsoas und Fascia lata möglich (*Iliakus-Tunnelsyndrom*). Häufiger sind Logen-Syndrome am *N. saphenus*. Ein Ast dieses Nerven, der R. infrapatellaris, kann bei seinem Durchtritt durch die Faszie am Condylus medialis femoris chronisch gereizt werden; die Folge sind schmerzhafte Parästhesien distal und medial vom Knie (*Neuropathia patellae*). Der Stamm des N. saphenus kann im Hunterschen Kanal komprimiert werden (= *Saphenus-Neuropathie*). Diese Erkrankung tritt meist bei Frauen auf und führt zu belastungsabhängigen Schmerzen und Sensibilitätsstörungen am distalen Ober- und Unterschenkel, Druckschmerz des Nerven und positivem umgekehrten Lasègue-Phänomen (Hyperextension im Hüftgelenk).

Differentialdiagnostisch müssen bei Verdacht auf Femoralisparese hohe Bandscheibenvorfälle (L 3/L 4) sowie muskeldystrophische Erkrankungen und Kontrakturen des M. quadriceps femoris ausgeschlossen werden.

Behandlung. Die chirurgische Behandlung erfolgt nach den üblichen nervenchirurgischen Grundsätzen. Nervennähte oder Transplantationen sind

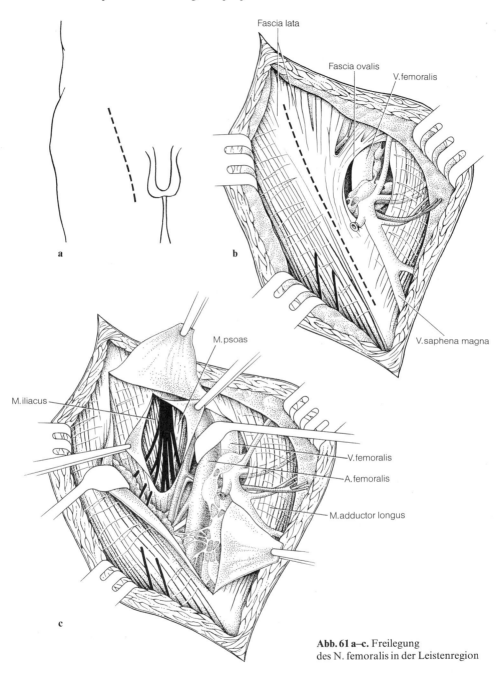

Abb. 61 a–c. Freilegung
des N. femoralis in der Leistenregion

selten erforderlich und wegen der frühen Aufzweigung des Nervenstammes knapp unterhalb des Leistenbandes technisch schwierig. Druckschädigung oder narbige Kompression erfordern eine Neurolyse (Abb. 61 a, b), die oft gute Ergebnisse erbringt.

Die chronische Kompressionsneuropathie des N. saphenus im Hunterschen Kanal wird zunächst durch lokale Injektion von Anästhetika oder Hydrokortison behandelt. Bei anhaltenden Beschwerden ist die operative Spaltung des Kanals erforderlich. Bleibt nach einer Femoralisschädigung eine irreparable Parese des M. quadriceps femoris zurück, ist eine Muskelersatzplastik notwendig. Dazu werden die Sehnen der Mm. biceps und semitendinosus auf die Patella zum Streckapparat des Kniegelenks verpflanzt.

5.2.11 N. ischiadicus

Anatomie. Dieser dickste und längste Nerv des menschlichen Körpers wird aus allen Anteilen des Plexus lumbosacralis (L 4–S 3) gebildet. Er zieht durch das Foramen infrapiriforme zum Gesäß. Unter dem M. glutaeus maximus verlaufend, zieht er über die Mm. obturatorius, gemelli und quadratus femoris hinweg in die tiefe Flexorenloge des Oberschenkels, in der er nach distal verläuft. In unterschiedlicher Höhe teilt er sich in seine Endäste N. peronaeus communis und N. tibialis. Die Faseranteile für die beiden Endnerven sind bereits weit proximal funktionell gebündelt. Schon in diesem Bereich gehen aus der Peronaeusportion die Äste für das Caput breve m. bicipitis femoris und die Rr. articulares für das Kniegelenk, aus der Tibialisportion die Äste für die Mm. semitendinosus, semimembranosus, Caput longum m. bicipitis femoris und Teile des Adductor magnus ab.

Der N. ischiadicus versorgt somit motorisch sämtliche Muskeln des Unterschenkels und Fußes sowie die ischiokrurale Muskulatur (Abb. 62) und das Hüftgelenk. Das sensible Innervationsgebiet umfaßt die Vorder-Seitenfläche des Unterschenkels bis zum Fuß; lediglich ein Teil des medialen Fußrandes und der Malleolus medialis werden durch den N. saphenus versorgt.

Klinik. Die Ursachen einer Ischiadikusschädigung sind mannigfaltig. Möglich sind Verletzungen im Rahmen von Becken-Femurfrakturen, häufiger noch bei Luxationen und Luxationsfrakturen des Hüftgelenks, insbesondere bei Azetabulumabsprengung, wobei es meist zu einer Nervenquetschung oder Einklemmung zwischen die Bruchfragmente kommt. Seltenere Ursachen sind Blutungen im Rahmen einer Antikoagulantientherapie oder Druck durch Aneurysmen an benachbarten Gefäßen. Offene Nervenverletzungen sind dagegen selten.

Iatrogen kann der N. ischiadicus bei verschiedenen Eingriffen an Hüftgelenk und Oberschenkel geschädigt werden; dabei ist meist der N. cutaneus posterior mitbeteiligt, da beide Nerven gemeinsam aus dem Foramen ischiadicum austreten. In seltenen Fällen kommt es zur Nervendurchtrennung bei Hüftgelenktotalendoprothesen, häufiger sind Überdehnungsschädigungen bei starker Beugung im Hüftgelenk oder Extension des osteotomierten Oberschenkels, mechanischen Druck durch Operationsinstrumente oder bei der Entfernung von Osteosynthesematerial. Am stärksten ist der

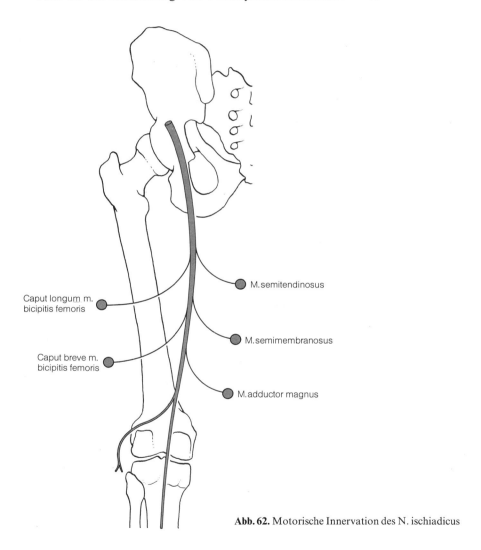

Caput longum m. bicipitis femoris

Caput breve m. bicipitis femoris

M.semitendinosus

M.semimembranosus

M.adductor magnus

Abb. 62. Motorische Innervation des N. ischiadicus

Nerv bei der Schenkelhalsnagelung gefährdet, wo es in 10–45% zu passageren oder bleibenden Ischiadikusschädigungen kommt. Klinisch überwiegen dabei fast immer die Ausfälle des Peronaeusanteils (Streckunfähigkeit der Zehen und des Fußes mit Sensibilitätsstörungen am medialen Fußrücken), weshalb differentialdiagnostisch Lagerungsschäden des N. peronaeus ausgeschlossen werden müssen. Bei Mitbeteiligung des Tibialisanteils kommen Paresen der Ober- und Unterschenkelflexoren sowie sensible Reiz- und Ausfallerscheinungen an der Fußsohle hinzu.

Druckschädigungen am Ischiadikusstamm sind in Rücken- und Halbseitenlage auf schlecht gepolsterter Unterlage oder bei längerer Druckwirkung auf die Oberschenkelrückseite möglich. In Steinschnittlage kann der Nerv infolge starker Außenrotation oder übermäßiger Flexion der gestreckten Beine im Hüftgelenk überdehnt werden.

Klinisch imponiert die *proximale Ischiadikuslähmung* als kombinierte Peronaeus-Tibialis-Schädigung mit zusätzlichem Ausfall der Kniebeugung (Mm. biceps femoris, semitendinosus, semimembranosus); letztere Funktion wird aber zum Teil durch die intakten Nn. obturatorius und femoralis ausgeglichen. Meist ist der Achillessehnenreflex abgeschwächt, manchmal besteht ein Genu recurvatum, häufig kommt es zu trophischen Störungen an Ferse und Fußsohle.

Bei der *distalen Ischiadikusschädigung* im Bereich des Oberschenkels besteht gleichfalls das Bild der kombinierten Peronaeus-Tibialis-Parese. Da die Formierung in die selbständigen Nervenbündel aber schon weit proximal erfolgen kann, sind auch isolierte hohe Peronaeus- oder Tibialisausfälle möglich.

Eine Sonderform der Ischiadikusschädigung ist das sogenannte *Piriformis-Syndrom* infolge Verwachsungen des Nerven mit diesem Muskel, wie sie nach stumpfen Traumen der Gesäßregion auftreten können. Dabei bestehen Gesäßschmerzen, die bis in Sakrum, Hüfte und Oberschenkel einstrahlen können und durch Belastung verstärkt werden. Der Schmerz kann durch Flexion und Innenrotation des Hüftgelenks provoziert werden.

Nicht selten ist die *Ischiadikus-Spritzenlähmung,* wenn die Lösung nicht senkrecht zur Körperoberfläche in den oberen äußeren Quadranten, sondern unten und medial injiziert wird. Schädigend wirkt sich dabei weniger der mechanische Reiz durch die Injektionskanüle, als vielmehr der lokale neurotoxische Effekt des injizierten Präparates aus, wodurch eine starke Fremdkörperreaktion mit nachfolgender narbiger Fibrose in und um den Nerven herum ausgelöst wird; möglicherweise spielt auch eine Ischämie durch Thrombosierung der Nervengefäße eine Rolle.

In den meisten Fällen kommt es zu einer akuten Parese, bevorzugt im Peronaeusanteil. Ausmaß und Verlauf der Schmerzen sind unterschiedlich: Bei sofortiger und vollständiger Leitungsblockade fehlt der meist als charakteristisch angegebene Sofortschmerz und setzt erst nach einigen Tagen

ein, wenn in reversibel geschädigten Nervenfasern eine partielle Funktionsrückkehr eintritt; der sogenannte Sofortschmerz stellt somit eher die Ausnahme als die Regel dar. In manchen Fällen treten auch die Paresen erst
nach einem Intervall von Stunden oder Tagen ein. Das Überwiegen der Paresen oder des Schmerzsyndroms sind unterschiedlich. Vielfach wandelt
sich der Schmerzcharakter im weiteren Verlauf zu einer echten Kausalgie.

Behandlung. Frische, offene Ischiadikusverletzungen erfordern eine sofortige chirurgische Behandlung (Nervennaht oder Transplantation). Auch bei
Verdacht auf eine Einklemmung zwischen dislozierten Knochenfragmenten
ist eine frühzeitige Revision mit Neurolyse oder gegebenenfalls Nervennaht
indiziert. Dazu ist eine großzügige Freilegung am Ort der Schädigung notwendig (Abb. 63a, b; Abb. 64a, b). Wegen der besseren Erfolgsaussichten
und der größeren funktionellen Bedeutung für die Motorik gilt dabei das
Hauptaugenmerk dem peronäalen Anteil.

Bei stumpfen Traumen durch Überdehnung oder Druck ist zunächst eine etwa 6wöchige konservative Behandlung gerechtfertigt. Bleiben bis zu

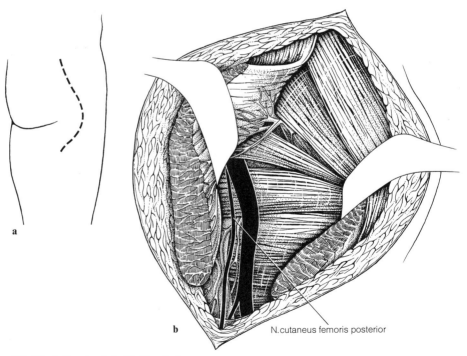

a

b   N.cutaneus femoris posterior

Abb. 63a, b. Proximale Ischiadikusfreilegung

diesem Zeitpunkt Anzeichen einer Spontanremission aus, muß eventuell ebenfalls operiert werden.

Das Piriformis-Syndrom mit hoher Ischiadikuskompression erfordert gleichfalls die operative Freilegung, wobei die Verwachsungen gelöst und erforderlichenfalls der M. piriformis durchtrennt werden muß.

Bei der Spritzenlähmung wird überwiegend die Frühexploration gefordert, die eine Neurolyse zum Ziel hat. Aber auch in verspäteten Fällen kann dieser Eingriff hinsichtlich der Schmerzsymptomatik erfolgreich sein. Eine Resektion des geschädigten Nervensegmentes mit End-zu-End-Naht oder Nerventransplantation sollte nur bei komplettem Funktionsausfall und nachweisbarem Regenerationsneurom erfolgen. Vielfach sind aber eine Schmerzbehandlung der Kausalgie mit thymoleptischen Medikamenten und eine krankengymnastische Behandlung und/oder orthopädische Versorgung der bleibenden Paresen erforderlich.

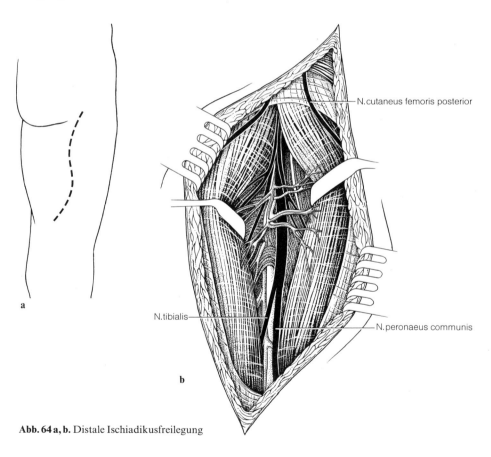

Abb. 64 a, b. Distale Ischiadikusfreilegung

5.2.12 N. peronaeus communis

Anatomie. Der N. peronaeus communis entstammt den Segmenten L 4–S 2 und geht in wechselnder Höhe des Oberschenkels aus dem N. ischiadicus hervor. Innerhalb der Kniekehle zieht er am medialen Rand des M. biceps femoris zum Fibulaköpfchen und tritt in die Peronäusloge ein. Diese Loge zwischen den Flexoren und Extensoren wird durch das Septum intermusculare anterior und posterior cruris begrenzt. Noch innerhalb der Kniekehle gibt der Nerv Äste für das Kniegelenk (Rr. articulares) und den N. cutaneus surae lateralis ab, der die Haut des seitlichen Unterschenkels bis zum Außenknöchel versorgt und sich distal über den R. communicans peronaeus mit dem N. cutaneus surae medialis zum N. suralis zusammenschließt.

In Höhe des Fibulaköpfchens verläuft der Nerv in einem engen Kanal zwischen Fibula und den Ursprüngen des M. peronaeus longus und hat engen Kontakt zum Periost. Noch innerhalb dieses osteomuskulären Kanals erfolgt die Aufteilung des N. peronaeus in seine Endäste (vgl. Abb. 68 b):

Der N. peronaeus superficialis verläuft unter den Mm. peronaeus longus und brevis und gibt dort Äste für beide Muskeln und die Haut des Unterschenkels, des Fußes und der Zehen ab (Abb. 65). Als Normvariante können die Mm. extensores digitorum am Fußrücken, die sonst über den N. peronaeus profundus versorgt werden, über einen Ast des Peronaeus superficialis, den N. peronaeus profundus accessorius, inniviert werden. Medialer Fußrücken und Fußrand sowie Medialfläche der Großzehe (Abb. 66) werden durch den N. cutaneus dorsalis medialis innerviert (die Haut zwischen 1. und 2. Zehe dagegen vom N. peronaeus profundus). Der N. cutaneus dorsalis intermedius versorgt die Haut an der lateralen Streckseite der 3. Zehe, die 4. und die mediale Hälfte der 5. Zehe (die laterale Hälfte der 5. Zehe wird dagegen vom N. cutaneus dorsalis lateralis aus dem N. suralis innerviert).

Der *N. peronaeus profundus* zieht durch das Septum intermusculare anterior zu den Unterschenkelextensoren (Mm. tibialis anterior, extensor digitorum longus und brevis, extensor hallucis longus und brevis), die er motorisch versorgt (Abb. 65). Auf der Membrana interossea zwischen M. tibialis anterior und M. extensor hallucis longus verläuft er nach distal und gibt dabei weitere Muskeläste zu den Streckern ab. Der sensible Endast spaltet sich in die Nn. digitales dorsales, hallucis lateralis und digiti secundi medialis für die Haut der einander zugewandten Flächen der 1. und 2. Zehe auf (Abb. 66).

Klinik. Der N. peronaeus communis wird am häufigsten in Höhe des Fibulaköpfchens verletzt. Ursächlich kommen Schnittverletzungen, Frakturen

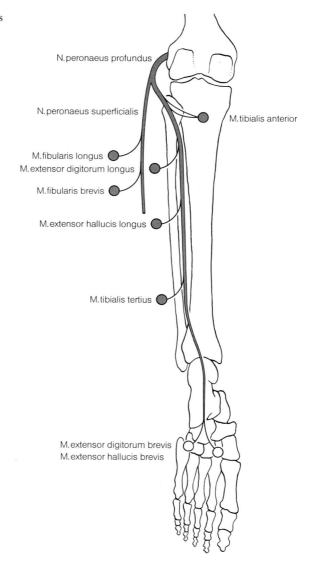

Abb. 65. Motorische Innervation des
N. peronaeus communis

N. peronaeus profundus

N. peronaeus superficialis

M. tibialis anterior

M. fibularis longus
M. extensor digitorum longus

M. fibularis brevis

M. extensor hallucis longus

M. tibialis tertius

M. extensor digitorum brevis
M. extensor hallucis brevis

und Luxationen des Kniegelenks und des Fibulaköpfchens sowie die sogenannten Adduktionsverletzungen des Kniegelenks mit Zerreißung des Ligamentum collaterale fibulare und des Nerven in Betracht. Periphere Zerrschädigungen des Peronaeus sind auch bei Frakturen und Distorsionen des
Sprunggelenks möglich.

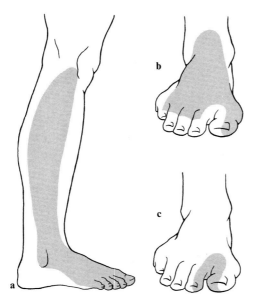

Abb. 66 a–c. Sensibilitätsausfälle bei Schädigung des N. peronaeus communis in verschiedenen Höhen. **a** Totale Lähmung (N. peronaeus communis). **b** Ausfall des N. peronaeus superficialis. **c** Ausfall des N. peronaeus profundus

Häufiger sind aber Druckschädigungen durch Gipsverbände, bei ungünstiger Lagerung auf dem Operationstisch, durch Ganglien des Tibiofibulargelenks oder die sogenannte Baker-Zyste des Kniegelenks, die von der Bursa gastrocnemio-semimembranacea ausgeht.

Daneben kann der Nerv bei verschiedenen operativen Eingriffen iatrogen geschädigt werden, vor allem bei der Osteosynthese per- und suprakondylärer Femurfrakturen, der Kniegelenkarthrodese, der subkapitalen Tibiakorrekturosteotomie, Osteosynthesen von Tibiakopf- und -schaftfrakturen sowie des Fibulaköpfchens und des Außenknöchels. Schädigungsmöglichkeiten bestehen ferner bei Meniskusoperationen und anderen Eingriffen am Kniegelenk sowie unter der Extensionsbehandlung.

Eine Läsion des N. peronaeus communis wirkt sich vor allem auf die Beweglichkeit der Sprunggelenke aus. Durch Ausfall der durch den N. peronaeus superficialis versorgten Mm. peronaei kann der Fuß nicht mehr nach auswärts gekantet werden und wird beim Gehen mit dem seitlichen Rand zuerst aufgesetzt. Durch Überwiegen der Supinatoren entwickelt sich eine Varusstellung des Fußes. Bei anhaltender Parese tritt infolge Atrophie der Mm. peronaei ein sichtbarer Muskelschwund an der Außenseite der Wade ein. Der entsprechende Sensibilitätsausfall (medialer Fußrücken und Fußrand, Medialfläche der Großzehe) ist in Abb. 66 dargestellt.

Bei einer Schädigung des N. peronaeus profundus fallen die Dorsalextensoren des Fußes und der Zehen aus. Die Fußspitze kann nicht mehr angehoben werden, weshalb das Bein beim Gehen stark angehoben werden muß (Steppergang), und der Fuß kann nicht mehr einwärts gekantet werden. Die Sensibilitätsstörungen betreffen lediglich die einander zugewandten Flächen zwischen 1. und 2. Zehe (Abb. 66). Bei einer Schädigung des gesamten N. peronaeus communis resultiert durch Ausfall der Peronaei und Extensoren der typische Pes equinovarus.

Kompressions-Syndrome des N. peronaeus sind relativ selten. Sie sind möglich durch eine spontane oder traumatische Kompression des Nervenstammes beim Eintritt in die Loge des M. peronaeus longus; charakteristisch sind dabei nach distal ausstrahlende, ischiasähnliche Schmerzen. Bei längeren Tätigkeiten in kniender oder hockender Stellung kann der Nerv gleichfalls durch den sehnigen Ursprung des M. peronaeus komprimiert werden.

Der Endast des N. peronaeus profundus wird manchmal unter dem unteren Retinaculum flexorum komprimiert, am häufigsten durch zu fest geschnürtes Schuhwerk (sogenanntes *vorderes Tarsaltunnel-Syndrom*). Dabei treten vor allem sensible Ausfallerscheinungen wie Taubheitsgefühl und Parästhesien im Spatium I auf, die durch bestimmte Stellungen provoziert, durch Lagewechsel aber auch gebessert werden können; gelegentlich kommt es auch zu einer Schwäche des M. extensor digitorum brevis. Differentialdiagnostisch sind Schädigungen des N. peronaeus communis oder ein L-5-Syndrom auszuschließen.

Auch der zum Teil aus dem N. peronaeus stammende N. suralis kann durch Ganglien oder spontan komprimiert werden mit nachfolgenden Schmerzen am Außenknöchel und dem lateralen Fußrand. Schließlich sind auch Druckschädigungen der Hautäste am Fußrücken mit Sensibilitätsstörungen und schmerzhaften Parästhesien durch zu enge Schuhe möglich.

Differentialdiagnostisch muß vor allem an Bandscheibenvorfälle in Höhe L 4,5 und das Tibialis-anterior-Syndrom gedacht werden. Bei letzterer Erkrankung tritt eine ischämische Nekrose der Mm. tibialis anterior, extensor hallucis longus und extensor digitorum longus in der Tibialisloge ein, die durch Embolie, Thrombose oder abnorme Muskelüberlastung ausgelöst wird. Neben Schmerzen, Schwellung und Rötung besteht eine muskuläre Schwäche der Dorsalextension. Wenn der in der gleichen Loge verlaufende N. peronaeus profundus ebenfalls ischämiegeschädigt wird, können sich die Symptome der Profundusparese (Lähmung der Extensoren und entsprechender Sensibilitätsausfall), oder, bei Mitschädigung des N. peronaeus superficialis, die der Superfizialisparese (Lähmung der Mm. peronaei

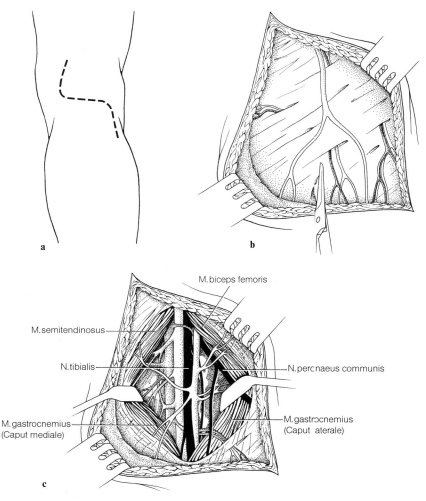

Abb. 67 a–c. Freilegung des N. peronaeus in der Kniekehle

und entsprechender Sensibilitätsausfall) aufpfropfen. Zur Behandlung erfolgt die operative Spaltung der Fascia cruris anterior.

Behandlung. Scharfe Verletzungen des N. peronaeus erfordern die möglichst baldige Nervennaht, die jedoch an der häufigsten Verletzungsstelle in Höhe des Fibulaköpfchens wegen der frühen Aufteilung in die Nn. peronaeus superficialis und profundus schwierig sein kann. Häufig ist deshalb eine Sekundärversorgung mit Nerventransplantation notwendig. Die Freilegung erfolgt jeweils am Ort der Schädigung (Abb. 67–69). Zur Vermeidung der Muskelüberdehnung muß frühzeitig zum Ausgleich der Spitzfußstellung ein Peronaeusschuh mit Schiene oder Feder verordnet werden.

Bei Nervenschädigungen im Rahmen von Frakturen und Luxationen sowie den Drucklähmungen ist eine baldige Revision mit Neurolyse und Muskelunterpolsterung indiziert. Die Wartezeit auf eine Spontanregeneration sollte 4 Monate nicht überschreiten.

Die meisten der Logen-Syndrome sprechen gut auf lokale Steroid- und Lokalanästhetikainjektionen an. Nur bei anhaltenden und erheblichen Beschwerden sind operative Explorationen indiziert.

Wenn die direkten Nerveneingriffe erfolglos bleiben und eine irreparable Peronaeusparese bestehen bleibt, sind Ersatzoperationen erforderlich. Zur Korrektur der Spitzfußstellung kann eine subtalare Arthrodese oder eine Double-Arthrodese mit keilförmiger Talusresektion erfolgen. Die aktive Fußextension kann manchmal durch die Verlagerung des M. tibialis posterior durch die Membrana interossea auf die Streckseite erreicht werden.

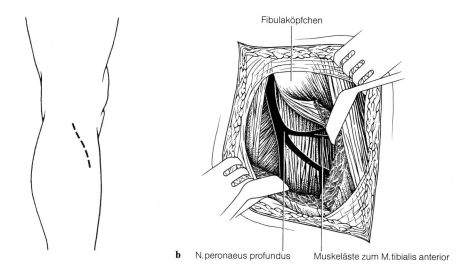

a b N. peronaeus profundus   Muskeläste zum M. tibialis anterior

Fibulaköpfchen

Abb. 68 a, b. Freilegung des N. peronaeus am Fibulaköpfchen

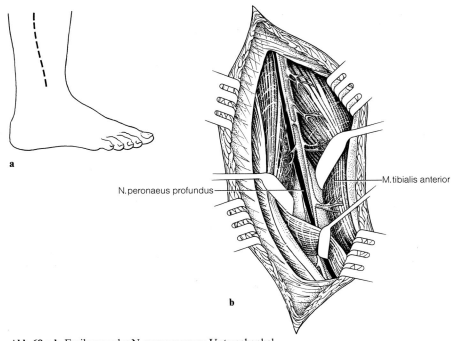

N.peronaeus profundus —

—M.tibialis anterior

Abb. 69 a, b. Freilegung des N. peronaeus am Unterschenkel

5.2.13 N. tibialis

Anatomie. Der N. tibialis entstammt den Segmenten L 4–S 3 und geht als dickster Ast aus der ventralen Schicht des N. ischiadicus hervor. Er zieht subfaszial neben A. und V. poplitea durch die Kniekehle und gibt dort als ersten Ast den N. cutaneus surae medialis ab, der sich im Bereich der Achillessehne mit dem R. communicans n. cutaneus surae lateralis zum N. suralis zusammenschließt. Der N. suralis versorgt über mehrere Hautäste den äußeren Fußrand und die seitliche Ferse sowie die Außenfläche der kleinen Zehe.

Noch im Bereich der Kniekehle gibt der Tibialisstamm motorische Äste für die Mm. gastrocnemius, soleus, plantaris und popliteus sowie einen R. articularis genus ab. Die Fortsetzung des Muskelastes für den M. popliteus zieht als sensibler N. interosseus cruris auf der Membrana interossea bis zum oberen Sprunggelenk.

Der N. tibialis verläuft nach Verlassen der Kniekehle unter dem Arcus tendineus m. solei zusammen mit A. und V. tibialis posterior in der tiefen

Flexorenloge des Unterschenkels, wo die motorischen Äste für die tiefe Beugemuskulatur (Mm. tibialis posterior, flexor digitorum longus und flexor hallucis longus) sowie den M. soleus abgegeben werden. Der Nerv zieht dann in Richtung Innenknöchel, gibt einen R. articularis talocruralis und die Rr. calcanei mediales für die Innenseite der Ferse ab, und gelangt unter das Retinaculum flexorum zwischen den Sehnen der Mm. flexor digitorum longus und flexor hallucis longus. Im Malleolenkanal erfolgt die Aufteilung in die beiden Endäste:

Der *N. plantaris medialis* gibt Muskeläste für den Großzehenballen (außer M. adductor hallucis) sowie die Mm. flexor digitorum brevis und lumbricales I und II ab. Der sensible Ast N. digitalis plantaris proprius I versorgt die Innenfläche der großen Zehe, die Nn. digitales plantares communes I–III spalten sich in die Nn. digitales plantares proprii auf und innervieren die äußere Großzehenhälfte, die 2., 3. und die Innenseite der 4. Zehe.

Der *N. plantaris lateralis* entläßt motorische Äste für die Mm. opponens digiti minimi, flexor digiti minimi, abductor digiti minimi sowie quadratus plantae und teilt sich dann in einen oberflächlichen und tiefen Ast. Der R. superficialis teilt sich in die sensiblen Nn. digitales proprii zur Versorgung der 5. und Außenseite der 4. Zehe, aus dem R. profundus gehen die motorischen Äste für die Mm. interossei, adductor hallucis, lateralen Kopf des Flexor hallucis brevis und die Lumbricales III und IV hervor.

Der N. tibialis versorgt demnach motorisch die Beuger des oberen und unteren Sprunggelenks und bewirkt Adduzieren, Beugen und Spreizen der Zehen (Abb. 70). Die sensible Versorgung umfaßt die Hinter-Außenseite des Unterschenkels einschließlich Ferse, Fußsohle, Beugeseiten der Zehen und einen Teil des lateralen Fußrückens mit der Streckseite der kleinen Zehe.

Klinik. Häufigste Ursachen einer Tibialisschädigung sind stumpfe Traumen in der Kniekehle (bei proximalen Tibiafrakturen mit Fragmentdislokation und Kniegelenkluxation), im Bereich des distalen Schienbeins (Tibiafrakturen) und der Sprunggelenke (bei Frakturen des Innenknöchels und der subtalaren Region sowie Luxationsfrakturen des Talus), seltener auch Schnittverletzungen. Iatrogen kann der Nerv operativ bei der Osteosynthese per- und suprakondylärer Frakturen sowie Eingriffen am Kniegelenk, inbesondere beim Kniegelenkersatz, verletzt werden. Distale Schädigungen sind bei knochenchirurgischen Eingriffen an der distalen Tibia, dem Innenknöchel und am Talus möglich.

Eine Tibialisschädigung in Höhe der Kniekehle führt zum Ausfall der Fuß- und Zehenbeuger und der kleinen Fußmuskeln mit Ausnahme der

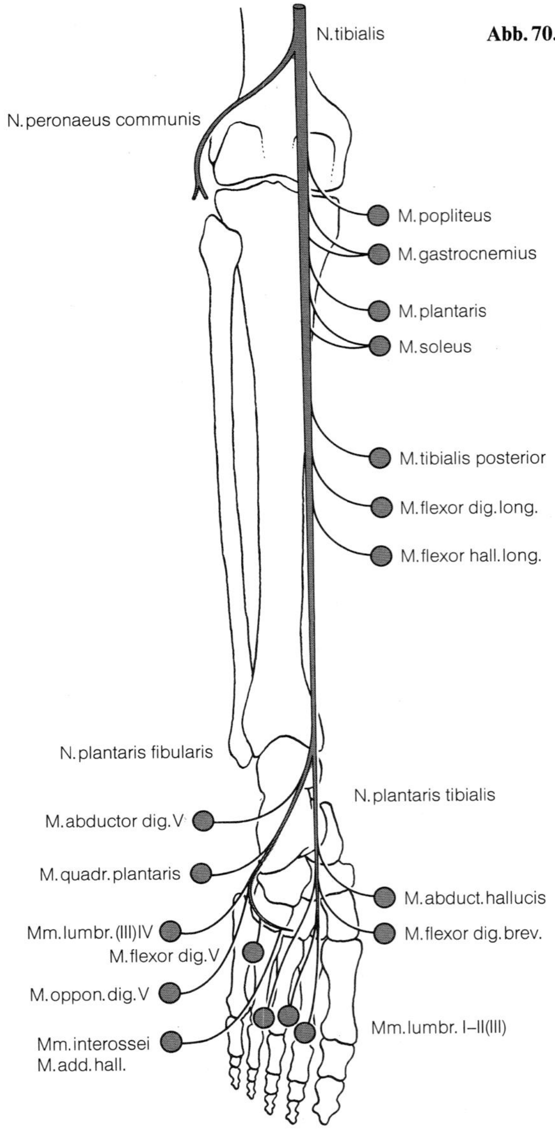

N.tibialis

N.peronaeus communis

M.popliteus

M.gastrocnemius

M.plantaris

M.soleus

M.tibialis posterior

M.flexor dig.long.

M.flexor hall.long.

N.plantaris fibularis

N.plantaris tibialis

M.abductor dig.V

M.quadr.plantaris

M.abduct.hallucis

Mm.lumbr.(III)IV

M.flexor dig.brev.

M.flexor dig.V

M.oppon.dig.V

Mm.interossei
M.add.hall.

Mm.lumbr. I–II(III)

Abb. 70. Motorische Innervation des N. tibialis

Mm. extensor digitorum und hallucis brevis. Der Fuß kann nicht mehr gebeugt, gespreizt, plantarflektiert und supiniert werden. Der Zehengang ist nicht mehr möglich und infolge des Überwiegens des Tonus der Extensoren und der Mm. peronaei resultiert eine Hackenfuß- und Knickfußstellung. Der Achillessehnenreflex fehlt. Bei Tibialisschädigungen in mittlerer Höhe bleibt die Funktion der Mm. soleus und gastrocnemius als Plantarflexoren erhalten. Ab Unterschenkelmitte bewirkt eine Tibialisverletzung motorisch nur eine Lähmung der kleinen Fußmuskeln.

Die Sensibilitätsstörungen sind von der Schädigungshöhe abhängig (Abb. 71 a, b). Bei einer hohen Schädigung sind Hinter-Außenseite der Wade, Ferse und Fußsohle betroffen. Bei einer Schädigung nach Abgang des N. suralis ist die Sensibilität an Ferse und lateralem Fußrand ungestört, während nach Tibialisläsion im distalen Unterschenkel lediglich ein Sensibilitätsausfall mit Anhidrose an der Fußsohle auftritt. Häufig sind auch trophische Störungen wie Ulzerationen, Pigmentationen und Ekzeme vorhanden.

Eine chronische Druckschädigung des Nerven ist, analog zum Karpaltunnel-Syndrom, unterhalb des Innenknöchels möglich, wo der N. tibialis zusammen mit der A. tibialis posterior und den Sehnen der Mm. tibialis posterior, flexor digitorum longus und flexor hallucis longus unter dem Retinaculum flexorum (Ligamentum laciniatum) verläuft. Das Krankheitsbild, das posttraumatisch (nach Frakturen und Distorsionen) oder spontan (bei starker Gewichtszunahme), aber auch durch lokale Stauungen, Tendosynovitiden oder lokale Tumorprozesse auftritt, wird als *mediales Tarsaltunnel-Syndrom* bezeichnet. Im Vordergrund stehen belastungsabhängige brennende oder schneidende Schmerzen an der Fußsohle, die im Laufe des Ta-

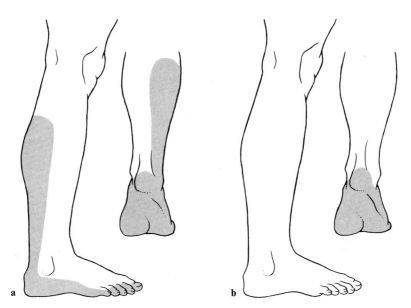

Abb. 71 a, b. Sensibilitätsausfall bei Schädigung des N. tibialis. **a** oberhalb des Suralisabgangs, **b** unterhalb des Suralisabgangs

ges zunehmen. Objektivierbar sind Sensibilitätsstörungen im Bereich der Nn. plantares oder nur eines Astes, Störungen der Schweißsekretion, Paresen der kleinen Fußmuskeln mit Krallenzehstellung und ein lokaler Druckschmerz am Nervenstamm, der durch Pronation und Hyperextension verstärkt werden kann. Das EMG zeigt die typischen neurogenen Veränderungen an der Muskulatur, eventuell auch eine Verzögerung der motorischen Erregungsleitung.

Zu ähnlichen Schmerzzuständen können Pseudoneurome (spindelförmige Auftreibungen) an den Nn. digitales zwischen den Metatarsalia III und IV oder IV und V führen (sogenannte *Morton-Metatarsalgie*), deren Ursache nicht genau bekannt ist. Es kommt zu neuralgiformen Schmerzen im Bereich der Fußsohle und der Zehen, die beim Gehen zunehmen und durch Druck von unten her provoziert werden können.

Behandlung. Die seltenen Durchtrennungen erfordern eine Primärnaht oder Nerventransplantation, auch bei frakturbedingten Schädigungen ist eine

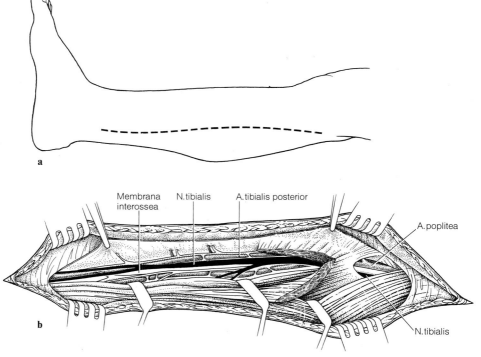

Abb. 72 a, b. Proximale Freilegung des N. tibialis

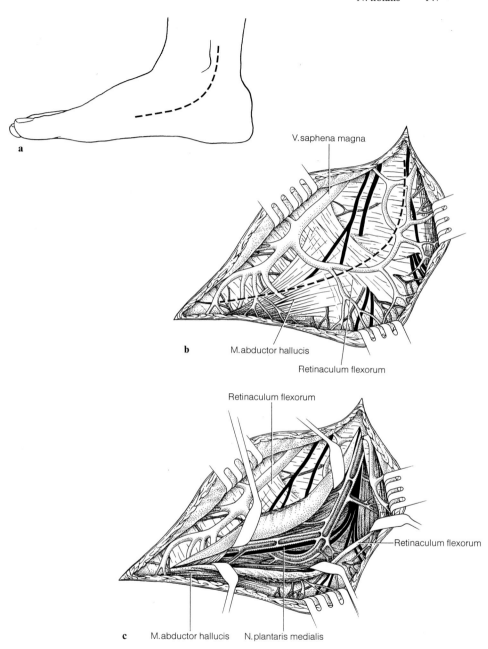

Abb. 73a–c. Tibialisfreilegung in Höhe des Innenknöchels

frühe Revision indiziert. Die operative Freilegung erfolgt im Bereich der Kniekehle (vgl. Abb. 67) oder in der tiefen Wadenmuskulatur (Abb. 72), wo sie technisch schwierig sein kann.

Beim medialen Tarsaltunnel-Syndrom wird das Retinaculum flexorum am Innenknöchel aufgesucht und durchtrennt (Abb. 73), womit in den meisten Fällen Symptomfreiheit erreicht wird. Die neuralgiformen Schmerzen bei der Morton-Metatarsalgie sind vielfach schon durch geeignete Schuheinlagen oder lokale Prokain-Injektionen zu bessern. Nur in ganz hartnäckigen Fällen wird man sich zur Neuromresektion entschließen können.

Bleibende Ausfälle nach Tibialisläsionen sind schwierig zu behandeln. Als motorische Ersatzoperation ist eine subtalare Arthrodese im Talokalkaneal-Kalkaneokuboidgelenk möglich. Wenn aber schwere trophische Störungen an Ferse und Fußsohle bestehen, ist unter Umständen sogar eine Amputation erforderlich.

Literatur

1. Aebi-Ochsner Ch, Ludin HP (1979) Das Karpaltunnelsyndrom – klinische Symptomatologie und elektrophysiologische Befunde. Fortschr Neurol Psychiat 47:307–319
2. Alnot JY, Augereau B, Frot B (1977) Traitement direct des lésions nerveuses dans les paralysies traumatiques par élongation du plexus brachial chez l'adulte. Chirurgie 103:935–947
3. Anderl H (1973) Rekonstruktive Eingriffe am peripheren Nerven mittels mikrochirurgischer Operationstechnik. Akt Chir 8:285–292
4. Angstwurm H, Frick E (1967) Nil nocere! Neurologische Komplikationen der Antikoagulantientherapie. Münch Med Wochenschr 109:1103–1109
5. Assmus H, Hamer J (1977) Die distale Nervus-ulnaris-Kompression. Neurochirurgia 20:139–144
6. Bateman JE (1962) Trauma to nerves in limbs. Saunders, Philadelphia
7. Bay E (1976) Iatrogene Lähmungen peripherer Nerven. Med Welt 27:643–646
8. Bay E, Elert R (1969) Femoralislähmungen nach gynäkologischen Operationen. Geburtsh Frauenheilk 29:1082–1086
9. Benini A (1975) Das Karpaltunnelsyndrom und die übrigen Kompressionssyndrome des Nervus medianus. Thieme, Stuttgart
10. Bingas B (1970) Das Syndrom des Nervus ilioinguinalis. Akt Chir 5:249–252
11. Bolton CF, McFarlane RM (1978) Human pneumatic tourniquet paralysis. Neurology 28:787–793
12. Bora FW, Pleasure DE, Didzian NA (1976) A study of nerve regeneration and neuroma formation after nerve suture by various techniques. J Hand Surg 1:138–143
13. Borchardt U, Lachmann U (1976) Neurologische Bewertungsmaßstäbe peripherer Nervenläsionen und ihre Anwendung bei der Beurteilung der Ergebnisse nach Durchführung peripherer Nervennähte. Z Ärztl Fortbild 70:728–731
14. Borges LF, Hallett M, Selkoe DJ, Welch K (1981) The anterior tarsal tunnel syndrome. J Neurosurg 54:89–92
15. Bronisch FW (1971) Zur Pathogenese und Therapie der nicht traumatischen Lähmungen des Ramus profundus n. radialis. Nervenarzt 42:32–35
16. Brown HA (1970) Internal neurolysis in the treatment of peripheral nerve injuries. Clin Neurosurg 17:99–110
17. Buchthal A (1973) Femoralisparesen als Komplikation gynäkologischer Operationen. Dtsch Med Wochenschr 98:2024–2027
18. Buck-Gramcko D (1971) Wiederherstellung durchtrennter peripherer Nerven. Chir Praxis 15:55–63
19. Bunnel St (1970) Surgery of the hand, 5. ed. Lippincot, Philadelphia
20. Clark KW (1972) Surgery for injection injuries of peripheral nerves. Surg Clin North Amer 52:1325–1328
21. Clark K, Williams PE, Willis W, McGavran WL (1970) Injection injury of the sciatic nerve. Clin Neurosurg 17:111–125

22. Clemens R (1973) Der Funktionsindex, ein Maß für den Schweregrad von Läsionen peripherer Nerven. Fortschr Neurol Psychiat 41:462–474
23. Clemens R (1978) Erkennung und Abgrenzung häufiger Verletzungen peripherer Nerven. Dtsch Med Wochenschr 103:10–12
24. Curtis RM, Eversmann WW (1973) Internal neurolysis as an adjunct to the treatment of the carpal tunnel syndrome. J Bone Jt Surg 55A:733–739
25. Davis DH, Onofrio BM, MacCarty CS (1978) Brachial plexus injuries. Mayo Clin Proc 53:799–807
26. Debrunner RH (1970) Ergebnisse der N. ulnaris-Nähte – eine Analyse von 33 Fällen. Helvet Chir Acta 37:356-366
27. Dolenc V (1976) Radial nerve lesions and their treatment. Acta Neurochir 34:235–240
28. Ducker TB, Kauffman FC (1977) Metabolic factors in surgery of peripheral nerves. Clin Neurosurg 24:406–424
29. Duensing F, Lowitzsch K, Thorwirth V (1974) Neurophysiologische Befunde beim Karpaltunnelsyndrom – Korrelation zum klinischen Befund. Z Neurol 206:267–284
30. Dyck PJ, Thomas PK, Lambert EH (1975) Peripheral neuropathy. Saunders, Philadelphia
31. Eboh N, Wilson DH (1978) Surgery of the carpal tunnel. J Neurosurg 49:316–318
32. Edshage S (1968) Peripheral nerve injuries – diagnosis and treatment. New Engl J Med 278:1431–1436
33. Engelsing B, Weidemann R (1978) Nervenläsion bei diagnostischer Myelotomie aus dem Beckenkamm. Dtsch Med Wochenschr 103:224–225
34. Fletcher I (1969) Traction lesions of the brachial plexus. Hand 1:127–136
35. Freilinger G, Gruber H, Holle J, Mandl H (1975) Zur Methodik der „sensomotorisch" differenzierten Faszikelnaht peripherer Nerven. Handchirurgie 7:133–137
36. Fuchs G (1964) Früh- oder Spätexploration bei primären Radialislähmungen nach Oberarmschaftfrakturen. Hippokrates 35:759–761
37. Geldmacher J (1975) Konventionelle Nervennaht. Münch Med Wochenschr 117:363–364
38. Geldmacher J (1975) Die Wiederherstellung peripherer Nerven durch freie Transplantation. Chirurg 46:307–313
39. Gelmers HJ (1979) The significance of Tinel's sign in the diagnosis of carpal tunnel syndrome. Acta Neurochir 49:255–258
40. Gelmers HJ (1981) Primary carpal tunnel stenosis as a cause of entrapment of the median nerve. Acta Neurochir 55:317–320
41. Gerl A, Thorwirth V (1974) Ergebnisse der Ulnarisverlagerung. Acta Neurochir 30:227–246
42. Gibby WA, Koerber HR, Horch KW (1983) A quantitative evaluation of suture and tubulization nerve repair techniques. J Neurosurg 58:574–579
43. Gilsbach J, Seeger W (1977) Periphere Nervenverletzungen und ihre Behandlung. Chirurg 48:294–299
44. Gjorup L (1965) Obstetrical lesions of the brachial plexus. Acta Neurol Scand 42, Suppl 18
45. Greither Th, Wilch AH (1970) Pathogenesis, diagnosis, and treatment of the tarsal tunnel syndrome. Cleveland Clin Quart 37:23–29
46. Gronert HJ, Friedebold G (1971) Konservative oder operative Indikation bei Oberarmschaftbrüchen unter besonderer Berücksichtigung der Radialisparese. Akt Traumatol 1:47–54
47. Grumme Th, Schliack H (1974) Nervenschädigungen durch Injektionen. Diagnostik 7:558–561
48. Guttmann L (1977) Median-ulnar nerve communications and carpal tunnel syndrome. J Neurol Neurosurg Psychiat 40:982–986
49. Haftek J (1970) Stretch injury of peripheral nerve. J Bone Jt Surg 52B:354–365
50. Haftek J (1976) Autogenous cable nerve grafting instead of end-to-end anastomosis in secondary nerve suture. Acta Neurochir 34:217–221

51. Hallen O (1976) Zur gutachterlichen Beurteilung von Schädigungen des Nervensystems durch eine Narkose. Med Welt 27:647–649
52. Hallin RG, Wiesenfeld Z, Lindblom U (1981) Neurophysiological studies on patients with sutured median nerves – faulty sensory localization after nerve regeneration and its physiological correlates. Exp Neurol 73:90–106
53. Haymaker W, Woodhall B (1959) Peripheral nerve injuries – principles of diagnosis, 2. ed. Saunders, Philadelphia
54. Hess K (1974) Die prognostische Bedeutung der Begleitverletzungen bei traumatischen Armplexuslähmungen. Schweiz Arch Neurol Neurochir Psychiat 115:307–308
55. Hess K, Frey R (1981) Läsionen im Plexus cervicalis-Bereich bei traumatischen Armplexusparesen. Nervenarzt 52:228–231
56. Holdorff B (1978) Beinplexus- und Kaudawurzelläsionen durch ionisierende Strahlen. Akt Neurol 5:23–27
57. Hopf HC (1969) Femoralis-Druckschädigung bei abdominalen gynäkologischen Operationen. Geburtsh Frauenheilk 29:1076–1081
58. Hopf HC (1974) Konservative Therapie und Rehabilitation peripherer Nerven. Akt Neurol 1:38–45
59. Hopf HC, Struppler A (1974) Elektromyographie. Thieme, Stuttgart
60. Hördegen KM (1970) Neurologische Komplikationen bei kindlichen suprakondylären Humerusfrakturen. Arch Orthop Unfallchir 68:294–301
61. Hudson AR, Dommisse I (1977) Brachial plexus injury. Canad Med Assoc J 117:1162–1164
62. Huffmann G, Leven B (1976) N. interosseus-anterior-Syndrom – Bericht über 4 eigene und 49 Fälle aus der Literatur. J Neurol 213:317–326
63. Hunter CR, Dornette WHL (1972) Neurological injuries in the unconscious patient. Clin Anesth 8:351–367
64. Jackson L, Keats AS (1965) Mechanism of brachial plexus palsy. Anesthesiology 26:190–194
65. Jacob H, Kirchner P (1978) Iatrogene Läsion der Armnerven nach Oberarmblutleere. Beitr Orthop Traumatol 25:375–379
66. Jensen HP, Wilhelm A, Spuler H (1962) Ätiologie und operative Behandlung der Ulnarisspätlähmung. Langenbecks Arch klin Chir 301:917–921
67. Kaeser HE (1962) Zur Diagnose des Karpaltunnelsyndroms. Praxis 51:991–995
68. Kewalramani LS, Taylor RG (1975) Brachial plexus root avulsion – role of myelography. J Trauma 15:603–608
69. Kline DG, Hackett ER (1979) Operative management of brachial plexus lesions. Acta Neurochir 46:317–318
70. Kline DG, Hackett ER, Davis DG (1972) Effect of mobilization on the blood supply and regeneration of injured nerves. J Surg Res 12:254–266
71. Kline DG, Judice DJ (1983) Operative management of selected brachial plexus lesions. J Neurosurg 58:631–649
72. Kline DG, Kott J, Barnes G (1978) Exploration of selected brachial plexus lesions by the posterior subscapular approach. J Neurosurg 49:872–880
73. Komar J (1971) Das Ilioinguinalis-Syndrom. Nervenarzt 42:637–641
74. Komar J (1973) Über allgemeine Besonderheiten der Tunnelsyndrome. Z Neurol 205:185–191
75. Komar J (1978) Die Entstehung mechanischer Tunnelsyndrome während der Schwangerschaft. Nervenarzt 49:71–75
76. Kopell HP, Thompson WAL (1963) Peripheral entrapment neuropathies. Williams and Wilkins, Baltimore
77. Kretschmer H (1978) Neurotraumatologie. Thieme, Stuttgart
78. Kretschmer H (1981) Nervenplastische Eingriffe bei traumatischen Schädigungen des Plexus brachialis. Neurochirurgia 24:94–97

79. Kretschmer H (1981) Integriertes Therapieprogramm bei traumatischen Schädigungen des Plexus brachialis. Chirurg 52:349–350
80. Krone HA (1972) Femoralislähmung nach Wertheimscher Radikaloperation. Zbl Gyn 94:697–698
81. Kwaan JHM, Rappaport L (1970) Postoperative brachial plexus palsy – a study on the mechanism. Arch Surg 101:612–614
82. Laha RK, Dujovny M, DeCastro SC (1977) Entrapment of median nerve by supracondylar process of the humerus. J Neurosurg 46:252–255
83. Lake PA (1974) Anterior interosseus nerve syndrome. J Neurosurg 41:306–309
84. Lanz U, Wolter J (1975) Das akute Carpaltunnelsyndrom. Chirurg 46:32–35
85. Lau H, Shaban J (1973) Femoralislähmung nach vaginalen Operationen. Med Welt 24:1214–1219
86. Leffert RD (1974) Brachial plexus injuries. New Engl J Med 291:1059–1067
87. Lehmann HJ, Pretschner DP (1966) Experimentelle Untersuchungen zum Engpaßsyndrom peripherer Nerven. Dtsch Z Nervenheilk 188:308–330
88. Lenggenhager K (1959) Zur Verhinderung der postoperativen Phantomschmerzen nach Amputation. Helv Chir Acta 26:559–561
89. Leven B, Huffmann G (1972) Das Karpaltunnelsyndrom – Klinische Erfahrungen. Münch Med Wochenschr 114:1054–1059
90. Leven B, Huffmann G (1973) Lokalisation und Prognose iatrogener Nervenläsionen. Münch Med Wochenschr 115:1956–1958
91. Levinthal R, Brown WJ, Rand RW (1977) Comparison of fascicular, interfascicular, and epineural suture techniques in the repair of simple nerve lacerations. J Neurosurg 47:744–750
92. Ling CM, Loong SC (1976) Injection injury of the radial nerve. Injury 8:60–62
93. Loers FJ, Stark P, Nolte H (1976) Zur gutachterlichen Beurteilung von Schädigungen des Nervensystems durch eine Narkose. Med Welt 27:1751–1752
94. Lone G (1966) Obstetrical lesions of brachial plexus. Acta Neurol Scand 42, Suppl 18
95. Ludin HP (1976) Praktische Elektromyographie. Enke, Stuttgart
96. Lundborg G, Branemark PI (1968) Microvascular structure and function of peripheral nerves. Adv Microcirc 1:66–68
97. Lusskin R, Campbell JB, Thompson WAL (1973) Post-traumatic lesions of the brachial plexus – treatment by transclavicular exploration and neurolysis or autograft reconstruction. J Bone Jt Surg 55A:1159–1176
98. Lyons WR, Woodhall B (1949) Atlas of peripheral nerve injuries. Saunders, Philadelphia
99. Manz F (1970) Bestimmung der distalen Nervenleitungszeit und Nadelelektromyographie beim Carpaltunnelsyndrom. Dtsch Med Wochenschr 95:1124–1127
100. Manz F (1974) Konservative Behandlung des leichten Karpaltunnelsyndroms – Infiltration des Karpalkanals mit Corticoid-Kristallsuspension (Celestan-Depot). Nervenarzt 45:387–388
101. Marguth F, Struppler A (1966) Zur Diagnostik und Therapie chronischer Druckschädigungen peripherer Nerven. Münch Med Wochenschr 108:1245–1252
102. Maxion H, Samii M, Scheinpflug W, Wallenborn R (1972) Elektromyographische Verlaufsuntersuchungen nach Nervennaht und Nerventransplantation beim Kaninchen. Z EEG-EMG 3:89–94
103. Merger R, Judet J (1973) Paralysie obstetricale du plexus brachial – prevention et traitement. Nouv Presse Med 2:1935–1938
104. Michon J, Moberg E (1975) Traumatic nerve lesions of the upper limb. Livingstone, Edinburgh
105. Miller DS, Boswick JA (1969) Lesions of the brachial plexus associated with fractures of the clavicle. Clin Orthop 64:144–149
106. Millesi H (1969) Wiederherstellung durchtrennter peripherer Nerven und Nerventransplantation. Münch Med Wochenschr 111:2669–2674

107. Millesi H (1976) Moderne Behandlung von Nervenverletzungen. Zbl Neurochir 37:210–211
108. Millesi H (1977) Surgical management of brachial plexus injuries. J Hand Surg 2:367–378
109. Millesi H (1979) Wiederherstellung der Kontinuität durchtrennter peripherer Nerven – Überlegungen zur Indikation und operativen Technik. Zbl Neurochir 40:1–17
110. Millesi H, Berger A, Meissl G (1972) Experimentelle Untersuchungen zur Heilung durchtrennter peripherer Nerven. Chir Plast 1:174–206
111. Millesi H, Meissl G, Berger A (1972) The interfascicular nerve-grafting of the median and ulnar nerves. J Bone Jt Surg 54A:727–750
112. Millesi H, Meissl G, Berger A (1976) Further experience with interfascicular grafting of the median, ulnar, and radial nerves. J Bone Jt Surg 58A:209–218
113. Millesi H, Meissl G, Katzer H (1973) Zur Behandlung der Verletzungen des Plexus brachialis. Brun's Beitr Klin Chir 220:429–446
114. Moberg E (1960) Evaluation of sensibility in the hand. Surg Clin North Amer 40:357–362
115. Moberg E (1964) Dringliche Handchirurgie. Thieme, Stuttgart
116. Mosimann W, Mumenthaler M (1969) Das posttraumatische Tarsaltunnelsyndrom – Mitteilung von 35 eigenen Beobachtungen. Helv Chir Acta 36:547–553
117. Mumenthaler M (1961) Die Ulnarisparesen. Thieme, Stuttgart
118. Mumenthaler M (1964) Armplexusparesen im Anschluß an Röntgenbestrahlungen. Schweiz Med Wochenschr 94:1069–1073
119. Mumenthaler M (1967) Über Lähmungen peripherer Nerven im Extremitätenbereich. Dtsch Med Wochenschr 87:1887–1892
120. Mumenthaler M (1967) Die Neurologie der Verletzung peripherer Nerven. Chir Plast Reconstr 3:17–20
121. Mumenthaler M (1968) Verletzung und Regeneration peripherer Nerven. Z Unfallmed Berufskr 61:235–255
122. Mumenthaler M (1970) Mechanische Läsionen peripherer Nerven durch ärztliche Eingriffe. Ther Umschau 27:365–368
123. Mumenthaler M (1973) Nervenschädigungen bei veralteten Ellenbogenfrakturen. H Unfallheilk 114:96–101
124. Mumenthaler M (1974) Charakteristische Krankheitsbilder nicht unmittelbar traumatischer Nervenschäden. Nervenarzt 45:61–66
125. Mumenthaler A, Mumenthaler M, Luciani G, Kramer J (1965) Das Ilioinguinalis-Syndrom. Dtsch Med Wochenschr 90:1073–1078
126. Mumenthaler M, Schliack H (1982) Läsionen peripherer Nerven, 4. Aufl. Thieme, Stuttgart
127. Narakas A (1978) Surgical treatment of the brachial plexus. Clin Orthop 133:71–90
128. Narakas A (1980) The surgical treatment of traumatic brachial plexus lesions. Int Surg 65:521–527
129. Neundörfer B, Kayser-Gatchalian C (1970) Periphere Nervenlähmungen als Komplikation bei Antikoagulantientherapie. Schweiz Med Wochenschr 100:2069–2073
130. Nigst H (1955) Die Chirurgie der peripheren Nerven. Thieme, Stuttgart
131. Nigst H (1965) Spätlähmungen des Nervus ulnaris bei Verletzungen im Bereich der Ellenbeuge. H Unfallheilk 81:305–306
132. Nigst H, Buck-Gramcko D, Millesi H (Hrsg) (1983) Handchirurgie, Bd II. Thieme, Stuttgart
133. Ochoa J, Fowler TJ, Gilliatt RW (1972) Anatomical changes in peripheral nerves compressed by a pneumatic tourniquet. J Anat 113:433–455
134. Ody R (1977) Doppelseitige Nervenläsion nach Knochenentnahme aus dem Beckenkamm. Dtsch Med Wochenschr 102:1928
135. Omer GE (1974) Injuries to nerves of the upper extremities. J Bone Jt Surg 56A:1615–1624
136. Orf G (1978) Critical resection length and gap distance in peripheral nerves – experimental and morphological studies. Acta Neurochir Suppl 26

137. Panitz K, Neundörfer B, Piotrowski W (1975) Die Prognose von Nervenverletzungen bei Humerusfrakturen. Chirurg 46:392–394
138. Panning B (1973) Radialisparesen nach Humerusfrakturen. Arch Orthop Unfallchir 77:324–351
139. Parks BJ (1973) Postoperative peripheral neuropathies. Surgery 74:348–357
140. Pia HW, Kunze K, Miehlke A, Mittelmeier H, Penzholz H, Puff KH, Rehn J, Samii M, Struppler A (1978) Versorgung von Nervenverletzungen. Dtsch Ärztebl 75:565–577
141. Ploncard Ph (1982) A new approach to the intercostobrachial anastomosis in the treatment of brachial plexus paralysis due to root avulsion. Acta Neurochir 61:281–290
142. Poigenfürst J (1973) Gefäß- und Nervenstörungen nach Clavikulafrakturen. H Unfallheilk 114:180–187
143. Postel H, v Torklus D (1975) Tarsaltunnelsyndrom. Münch Med Wochenschr 117:157–160
144. Ransford AO, Hughes SPF (1977) Complete brachial plexus lesions – a ten-year follow-up of twenty cases. J Bone Jt Surg 59B:417–420
145. Rohr H (1963) Segmentinnervation des Cervicalgebietes. Springer, Wien
146. Ross A, Lahoda F (1980) Karpaltunnel-Syndrom – Beispiele falsch-positiver Diagnosen. Fortschr Med 98:1419–1423
147. Röttgen R, Wüllenweber R (1974) Die Chirurgie der peripheren Nerven. In: Olivecrona H, Tönnis W (Hrsg.) Handbuch der Neurochirurgie, Bd VII/3. Springer, Berlin, S. 269–497
148. Rubovszky S (1977) Neurologische Komplikationen nach Hüfttotalendoprothesen. Akt Traumatol 7:303–310
149. Rueff FL, Wilhelm K, Hauer G (1972) Komplikationen und Fehlergebnisse nach Osteosynthesen am Oberarm. Arch Orthop Unfallchir 73:327–335
150. Samii M (1972) Die operative Wiederherstellung verletzter Nerven. Langenbecks Arch klin Chir 332:355–362
151. Samii M (1972) Interfaszikuläre autologe Nerventransplantation. Dtsch Ärztebl 70:1257–1262
152. Samii M (1975) Modern aspects of peripheral and cranial nerve surgery. In: Advances and technical standards in neurosurgery, Vol 2. Springer, Wien, pp 33–85
153. Samii M, Scheinpflug W (1974) Klinische, elektromyographische und quantitativ histologische Untersuchungen nach Nerventransplantation – eine experimentelle Untersuchung. Acta Neurochir 30:1–29
154. Samii M, Wagner D (1975) Ergebnisse der autologen Nerventransplantation bei Läsionen kranialer und peripherer Nerven. Ther Umschau 32:453–460
155. Sarvestani M, Samii M (1974) Probleme der Radialisläsion bei Oberarmschaftbrüchen. H Unfallheilk 117:381–384
156. Scharizer E (1969) Iatrogene Radialis- und Ulnarislähmung nach kindlichen suprakondylären Oberarmbrüchen. Handchirurgie 1:90–91
157. Scherzer E (1973) Nervenschädigungen bei Ellenbogenbrüchen – statistisch betrachtet. H Unfallheilk 114:101–107
158. Schink W (1966) Die Wiederherstellungschirurgie der Hand bei irreparablen Nervenläsionen. Langenbecks Arch klin Chir 307:527–532
159. Schink W (1967) Die Wiederherstellungschirurgie der Hand bei irreparablen Nervenschädigungen. Chir Plast Reconstr 3:32–36
160. Schliack H, Schiffter R (1971) Umschriebene Störungen der Schweißsekretion als diagnostisches Kriterium. Med Welt 22:1421–1425
161. Schumm F, Stöhr M, Bauer HL, Eck Th (1975) Läsionen peripherer Nerven bei totalem Hüftgelenkersatz. Z Orthop 113:1065–1069
162. Schwarz B, Jelasic F (1981) Iatrogene Schäden des N. radialis. Unfallheilk 84:209–212
163. Seddon HJ (1943) Three types of nerve injury. Brain 66:238–288

164. Seddon HJ (1954) Peripheral nerve injuries – medical council research. Her Majesty's Stationery Office, London

165. Seddon HJ (1972) Surgical disorders of the peripheral nerves. Livingstone, Edinburgh

166. Seddon HJ (1972) Nerve grafting. J Bone Jt Surg 54A:727–739

167. Simeone FA (1972) Acute and delayed traumatic peripheral entrapment neuropathies. Surg Clin North Amer 52:1329–1334

168. Simeone FA (1972) Operative nerve injuries and their repair. Surg Clin North Amer 52:5–11

169. Smith JW (1977) Newer techniques in peripheral nerve repair. Clin Neurosurg 24:456–468

170. Smith RV, Fisher RG (1973) Struther's ligament – a source of median nerve compression above the elbow. J Neurosurg 38:778–779

171. Spinner M (1972) Injuries to the mayor branches of peripheral nerves of the forearm. Saunders, Philadelphia

172. Spinner M, Spencer P (1974) Nerve compression lesions of the upper extremity – a clinical and experimental review. Clin Orthop 104:46–47

173. Steidl L, Rozhold O, Wondrak E (1974) Zur Problematik der Peronaeusparesen bei Schenkelhalsbrüchen. Z Neurol 207:129–149

174. Stein F, Grabius SL, Deffer PhA (1971) Nerve injuries complicating Monteggia lesions. J Bone Jt Surg 53A:1432–1436

175. Stille D (1974) Die distale Radialisparese (Supinator-Syndrom). Akt Neurol 1:5–11

176. Stöhr M (1975) Erweiterter Anwendungsbereich des Ninhydrintestes in der Diagnostik von Schweißsekretionsstörungen. Akt Neurol 2:235–239

177. Stöhr M (1976) Lagerungsbedingte Armplexusparesen in Narkose. Anaesthesist 25:532–535

178. Stöhr M (1976) Lagerungsbedingte Ischiadikus- und Glutaeus-Paresen. Fortschr Neurol Psychiat 44:706–708

179. Stöhr M (1978) Traumatic and postoperative lesions of the lumbosacral plexus. Arch Neurol 35:757–760

180. Stöhr M (1980) Iatrogene Nervenläsionen. Thieme, Stuttgart

181. Stöhr M, Bauer HL (1977) Posttraumatische und postoperative Beinplexusparesen. Dtsch Med Wochenschr 102:270–274

182. Stöhr M, Petruch F, Schumm F, Reill P (1976) Elektromyographische Spätbefunde nach Reinnervation. Z EEG-EMG 7:198–200

183. Stolke D, Seidel BU (1981) Das Karpaltunnelsyndrom – Ergebnisse katamnestischer Untersuchungen nach Spaltung des Ligamentum carpale. Neurochirurgia 24:84–86

184. Stolke D, Seidel BU, Schliack H (1980) Das Syndrom der Loge de Guyon oder die Ulnarisparese am Handgelenk unter Bevorzugung des Ramus profundus. Akt Neurol 7:161–165

185. Struppler A (1962) Das EMG in der Beurteilung peripherer Nervenverletzungen. Langenbecks Arch klin Chir 301:885–892

186. Sunderland S (1952) A classification of peripheral nerve injuries producing loss of function. Brain 75:19–54

187. Sunderland S (1972) Nerve and nerve injuries, 2. ed. Livingstone, Edinburgh

188. Sunderland S (1974) The restoration of median nerve function after destructive lesions which preclude end-to-end repair. Brain 97:1–14

189. Tillmann B, Engel H (1974) Klinische und pathologisch-anatomische Spätbefunde nach Wurzelausrissen des Armplexus. Fortschr Neurol Psychiat 42:28–37

190. Trostdorf E (1956) Die Kausalgie – ein Beitrag zur Frage der Schmerzen bei peripheren Nervenverletzungen. Thieme, Stuttgart

191. Voorhoeve A, Sternemann HO (1973) Über die Gefahren der operativen Behandlung des Oberarmschaftbruches. Arch Orthop Unfallchir 75:202–211

192. Walter M (1972) Postoperative Ischiadicusläsionen – Analyse von 12 eigenen Beobachtungen. Arch Orthop Unfallchir 74:33–41

193. Wiedemann O (1963) Neurologische Störungen als Folge von Ausrißverletzungen des Plexus brachialis im Vergleich zu den Befunden des Myelogramms. Z Orthop 97:67–73
194. Wilhelm K (1972) Das Karpaltunnelsyndrom als Traumafolge. Arch Orthop Unfallchir 72:87–98
195. Wulle Ch (1975) Zum Kompressionssyndrom des N. fibularis. Chirurg 46:395–397
196. Wüllenweber R, Keller J, Greger I (1975) Spätbefunde nach stumpfen Schädigungen des Plexus brachialis. Akt Neurol 2:221–228
197. Wurster JF (1978) Armplexusparesen nach Stellatumblockade und Plexusanästhesie. Dtsch Med Wochenschr 103:433
198. Wynn Parry CB (1974) The management of injuries to the brachial plexus. Proc Roy Soc Med 67:488–490
199. Yeoman PM (1968) Cervical myelography in traction injuries of the brachial plexus. J Bone Jt Surg 50B:253–260
200. Zeuke W, Arnold H, Heidrich R (1973) Pathogenese und Therapie der Lähmung des Ramus profundus nervi radialis. Schweiz Arch Neurol Neurochir Psychiat 113:99–108
201. Zeuke W, Heidrich R (1977) Zur Problematik der postoperativen lagerungsbedingten Armplexusparese. Psychiat Neurol Med Psychol 29:120–125
202. Zilch H, Buck-Gramcko D (1975) Die Ergebnisse der Nervenwiederherstellung an der oberen Extremität durch Mikrochirurgie. Handchirurgie 7:21–31

Sachverzeichnis

Achsenzylinder 1, 8
Adduktionsplastik 110
Adson-Manöver 55
Affenhand 111
Alföldi-Zeichen 20
Alkoholverödung 19
Altersverteilung 6
Amputationsneurom 19
Arthrodese 44, 141
Arthrorise 68
Axon 1, 9
Axonotmesis 6, 8
Axonregenerate 9

Baker-Zyste 138
Begleitverletzungen 5, 28, 29, 47
Bennett-Fraktur 86
Berührungsempfindung 17
Bewegungssinn 18
Bewegungsstörungen 12
Bewegungsübungen, aktive 46
–, passive 46
Bindegewebsproliferation 8, 42
Blutleere 31
Blutstillung 33
Böhler-Plastik 68
Brachialgia paraesthetica nocturna 91
Bunnel-Plastik 68

Cheiralgia paraesthetica 74
Commotio nervi 7
Contusio nervi 7

Deep-ulnar-branch-Syndrom 106
Degeneration, retrograde 8
Denervationspotentiale 21

Einteilung der Nervenverletzungen 6
Elektromyographie 21
Elektrotherapie 25, 46, 48
Endoneurium 1, 3
entrapment neuropathies 5

Epineurektomie, epifaszikuläre 35
–, interfaszikuläre 35
Epineurium 2
Epineurotomie 35
Erregbarkeitsprüfung, elektrische 22
Ersatzoperationen, motorische 44
–, sensible 45

Fasciculus lateralis 51
– medialis 51
– posterior 51
Faszikel 1, 3
Faszikelmuster 36, 39
Fehlanastomosierung 29
Fibrinklebung 39
Fingernerven 112
Fingernerven-Neuropathie 113
Fingerspitzengefühl 17, 113
Flaschenzeichen 87, 89
Frohse-Arkade 73, 78
Frommentsches Zeichen 101
Funktionsrückkehr, motorische 48
–, sensible 48

Gelenkversteifung 25
Gefäßversorgung 3
Gublersche Schwellung 75

Handnerven 27
Hanke-Büngnersche Bänder 8
Heilungvorgänge 5
Highet-Schema 12, 13, 18
Histamintest 59
Hoffmann-Tinel-Zeichen 48, 61, 92
honeymoon paralysis 86
Horner-Syndrom 57, 58
Humerusfraktur 72, 76, 81, 86
Hunterscher Kanal 131
Hyperabduktions-Syndrom 56

iatrogene Nervenschädigungen 5
Iliakus-Tunnelsyndrom 129

Ilioinguinalis-Syndrom 120
Inaktivitätsatrophie 13
Indizisplastik 110
Innervationsanomalien 13
Innervationsmuster, paradoxe 10
Insellappenplastik 45
Interkostalnerven 65
Interosseus-anterior-Syndrom 91, 97
Ischiadikus-Spritzenlähmung 133, 135

Kapselplastik 44, 110
Karpaltunnel-Syndrom 91
Kausalgie 18
Klassifikation 5
klinische Untersuchung 11
Knochenveränderungen 23
Kompressions-Syndrome, neurovaskuläre 5
konservative Behandlung 25
Kontraindikationen, absolute 28
–, relative 28
kostoklavikuläres Syndrom 55, 56, 69
Kräfteskala 12
Krallenhand 101, 110
Krankengymnastik 26
Krückenlähmung 72, 86
Kubitaltunnel-Syndrom 104, 109
Kunststoffklebung 39

Lagerung 30
Lagesinn 18
Leitungsanästhesie 31
Ligamentum carpi transversum 91
– collaterale ulnare 98
– epicondylo-olecranicum 98
Loge de Guyon 98, 102, 104, 109
loge syndromes 5
Lunatumluxation 86

Markscheidenbildung 10
Martin-Gruber-Anastomose 14, 86, 103
Masseninnervation 10
Mechanogenese 5
Medianus-Ulnaris-Schädigung 110
Meessche Streifen 20
Meralgia paraesthetica 121
Mikrochirurgie 32
Morton-Metatarsalgie 146
motorische Reizerscheinungen 18
Muskelaktionspotentiale 21
Muskelatrophie 11, 26
Muskelfaszikulationen 18
Muskelüberdehnung 25
Muskelverpflanzung 44

Myelinscheide 1
Myelographie 23, 58

N. accessorius 43, 65
N. axillaris 47, 79
N. clitoridis 118
N. coccygeus 117
N. cutaneus antebrachii lateralis 42, 74, 75, 82
– antebrachii medialis 42
– antebrachii posterior 42, 74, 75, 77
– brachii lateralis superior 79
– brachii medialis 75
– brachii posterior 74
– femoris lateralis 42, 120
– femoris posterior 126
– posterior (n. ischiadicus) 132
– posterior (n. radialis) 70
– surae lateralis 136
– surae medialis 136, 142
N. dorsalis penis 118
– scapulae 51, 116
N. femoralis 126
N. genitofemoralis 119
N. glutaeus inferior 125, 126
– superior 125
N. iliohypogastricus 120
N. ilioinguinalis 119
N. interosseus anterior 85, 90
– cruris 142
– posterior 70, 74
N. ischiadicus 47, 131
N. labialis anterior 118
– posterior 118
N. lumboinguinalis 119
N. medianus 5, 43, 45, 84
N. musculocutaneus 47, 81
N. obturatorius 123
N. perinealis posterior 118
N. peronaeus 5, 47
– communis 136
– profundus 136
– profundus accessorius 136
– superficialis 136
N. plantaris lateralis 143
– medialis 143
N. pudendus 118, 126
N. radialis 5, 70
N. saphenus 42, 126
N. scrotalis anterior 120
– posterior 118
N. spermaticus externus 119
N. subclavius 51

N. subcostalis   117
N. subscapularis   52, 115
N. suprascapularis   52, 114
N. suralis   42, 65, 136, 139, 142
N. thoracicus longus   52, 65, 114
N. thoracodorsalis   52, 113
N. tibialis   142
N. ulnaris   5, 43, 47, 98
Nn. clunium inferiores   126
Nn. digitales palmares   112
Nn. intercostales   42, 43
Nn. pectorales   51, 116
Nn. rectales inferiores   118
Nachbehandlung, postoperative   46
Nachtschienen   25
Narkoselähmung   72
Nervendegeneration, primäre   7
–, sekundäre   7
Nerveneinscheidung   39
Nervenelastizität   37
Nervenfaser   1, 3
Nervenkompression   34
Nervenleitgeschwindigkeit   21, 22, 60
Nervenmobilisierung   36
Nervennaht   35, 37
–, epineurale   37
–, interfaszikuläre   39
–, konventionelle   38, 49
–, mikrochirurgische   36, 49
–, perineurale   39
Nervenpfropfung   42
Nervenschädigung, subtotale   33
Nervenschmerzen   18
Nerventeildurchtrennung   33
Nerventransfer   43, 65
Nerventransplantation   29, 40
–, gestielte   40
–, interfaszikuläre   40, 41, 42, 50
Nervenüberbrückung   39
Nervenverlagerung   33, 35
Nervenverletzung, subtotale   18
Neurapraxie   6
Neurit   1
Neurolyse   19, 49
–, äußere   33, 34
–, innere   35
Neurombildung   8
Neuron   1
Neuropathia patellae   129
Neurotisation   8, 65
Neurotmesis   6, 8
Ninhydrin-Test   20, 48

Oberflächensensibilität   17
Obturatoriusneuralgie   124
okkulte Traumatisierung   5
Operationsergebnisse   47, 49
Operationsindikation   26
Operationsmikroskop   32
Operationstechnik   30
Operationszeitpunkt   28
operative Behandlung   26
Opponensplastik   95
Osteolysen   20

Pancoast-Tumor   56
Paralysie des amants   86
paralytische Kontrakturen   11
Parästhesien   18
Parkbanklähmung   72
Perineurium   2
Peronaeusloge   136
Perthes-Plastik   79
Pes equinovarus   139
Phantomschmerz   19
Physiotherapie   25
Piriformis-Syndrom   133, 135
Platthand   111
Plexusbildung, innere   3
Plexus brachialis   5, 27, 43, 51
– –, Strahlenschädigung   54, 69
– –, Traktionsschädigung   63
Plexus coccygeus   118
– ischiadicus   117
– lumbalis   117
– lumbosacralis   117
– pudendus   118
– sacralis   117
Plexusfreilegung   63
Plexusschädigung, geburtstraumatische   54, 69
–, iatrogene   54
Primärstränge   51
Primärversorgung   28, 30
Processus supracondylaris   103, 104
Profundus-Neuropathie   74, 78
Profundus-Parese (n. ulnaris)   106
Pronator-teres-Syndrom   90, 97

R. anterior n. obturatorius   123
R. articularis cubiti n. ulnaris   109
– n. peronaeus   136
– talocruralis n. tibialis   143
R. communicans n. cutaneus surae lateralis   142
– ulnaris n. radialis   70
– peronaeus   136

R. cutaneus anterior n. ilioinguinalis   119
– lateralis n. iliohypogastricus   120
– n. femoralis   127
– n. obturatorius   124
R. dorsalis n. ulnaris   42, 98, 102
R. femoralis n. genitofemoralis   119
R. genitalis n. genitofemoralis   119
R. infrapatellaris n. femoralis   126
R. palmaris n. medianus   85
– n. ulnaris   98
R. perinealis n. cutaneus femoris posterior   126
R. posterior n. obturatorius   123
R. profundus n. radialis   70, 73
– n. ulnaris   85, 98, 102, 104
R. recurrens n. ilioinguinalis   120
R. superficialis n. radialis   42, 70, 74
– n. ulnaris   100
Radialisläsion, iatrogene   73, 78
Reflexdiagnostik   14, 15
Regenerationsablauf   48
Regenerationsgeschwindigkeit   10
Regenerationsneurom   8, 9
Reinnervationspotentiale   21
Reizstromdiagnostik   22
Remyelinisierung   8
Reoperationen   50
Retinaculum flexorum   91, 139, 143, 145
Riche-Cannieusche Anastomose   14
Röntgendiagnostik   23
Rucksacklähmung   55, 114
Ruhigstellung   46

Saphenus-Neuropathie   129
Scapula alata   114
Schädigungsursachen   5
Schlafdrucklähmung   6, 72
Schmerzausschaltung   31
Schmerzempfindung   17
Schnittführung   31
Schnittverletzungen   5, 35
Schulterarthrodese   68
Schulterluxation   81, 83
Schwannsche Zelle   1, 8
Schweißsekretion   20, 59
Schwurhand   86
Sehnenoperationen   44, 96, 110, 112
Sehnenrupturen   12
Sekundärstränge   51
Sekundärversorgung   29, 30, 36, 47
Sensibilität   14
sensible Reizerscheinungen   18

Septum intermusculare   98, 106
Skalenus-Syndrom   56, 69
Skaphoideumpseudarthrose   86
Skelettveränderungen   20
Spendernerven   42
Spermatikus-Neuralgie   119
Stärke-Jod-Test   20
Steinträgerlähmung   55
Steppergang   139
Stichverletzungen   5
Stiellappenplastik   45
Struther's Ligament   90
Stumpfanfrischung   39
Stumpfbeschwerden   20
Stumpfmobilisierung   39
Stumpfschmerz   19
Sudeck-Plastik   79
Sudeck-Syndrom   19
Supinatorlogen-Syndrom   73
Sympathikuseingriffe   19

taktile Gnosis   17, 45, 49
Talusresektion   141
Tarsaltunnel-Syndrom, mediales   145
– –, vorderes   139
Tastsinn   17
Teil-Transplantation   34
Temperaturempfindung   17
Tenodese   44
Tibialis-anterior-Syndrom   139
Tiefensensibilität   18
Trendelenburg-Lagerung   54
Trendelenburg-Zeichen   125
Trophik   20
Truncus inferior   51
– medius   51
– superior   51
Tunnel-Syndrome   5

Ulnarisluxation   104
Ulnarisschädigung, iatrogene   100
Ulnarisspätlähmung   104
Ulnarisverlagerung   106

Vasomotorik   20
Verkürzungsosteotomie   40
Vibrationsempfindung   18
Villardsche Anastomose   13

Wallersche Degeneration   7, 29
Wurzelabriß   52, 62
Wurzelausriß   52, 28, 61, 62, 64, 65

Zwei-Punkte-Diskrimination   17, 68

Merrem-Goldhahn

Neurochirurgische Operationen

2., völlig neu bearbeitete und wesentlich erweiterte Auflage von W.-E. Goldhahn
1981. 253 ganzseitige und zweifarbige Tafeln. 560 Seiten
Gebunden DM 268,–. ISBN 3-540-10523-9

„Die 2., erweiterte und aktualisierte Auflage dieses
Lehrbuchs deckt die ganze Neurochirurgie. Neben den
Operationen im Großhirn- und im Kleinhirnbereich, an
den Hirnnerven, an der Wirbelsäule, am Rückenmark
und am peripheren Nervensystem sowie den speziellen
Techniken wie stereotaktische Operationen werden auch
die Grundlagen und die Techniken der diagnostischen
Eingriffe klar dargestellt. Über 550 Seiten, davon die
Hälfte mit sehr suggestiven Abbildungen, machen aus
diesem Buch nicht nur eine Operationslehre für Spezialisten, sondern sind auch eine Aufklärung für Nicht-
Neurochirurgen über Verlauf und Ziel eines neurochirurgischen Eingriffs.“

Schweizerische Rundschau für Medizin PRAXIS

„Für alle Lernenden in der Neurochirurgie sei dieser
„Atlas“ besonders empfohlen, weil er auch auf die
Details des operativen Alltags eingeht. Darüber hinaus
bietet die Neuauflage auch allen denjenigen, die sich
nicht in der Neurochirurgie weiterbilden, eine fachlich
kompetente und didaktisch gelungene Übersicht über
die Prinzipien und Möglichkeiten neurochirurgischer
Operationen.“   *aktuelle neurologie*

„Jeder Eingriff wird auf je einer Doppelseite dargestellt,
wobei der fachlich fundierte Text, der die Grundzüge
des operativen Vorgehens klar verständlich schildert,
durch die instruktiven, zweifarbigen, halbschematischen
Zeichnungen der gegenüberliegenden Seite gut ergänzt
wird. Der sorgfältig gemachte Band ist für jüngere
Neurochirurgen, aber auch für neurotraumatologisch
interessierte Chirurgen, empfehlenswert.“

Schweizerische Medizinische Wochenschrift

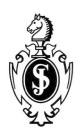

Springer-Verlag
Berlin
Heidelberg
New York
Tokyo

Neuroorthopädie 1

Halswirbelsäulenerkrankungen mit Beteiligung des Nervensystems

Herausgeber: **D. Hohmann, B. Kügelgen, K. Liebig, M. Schirmer**
1983. 133 Abbildungen. XII, 329 Seiten
Gebunden DM 120,–. **Subskriptionspreis** (bei Abnahme beider Bände) Gebunden DM 96,–. ISBN 3-540-12145-5

In **Neuroorthopädie 1** werden die Erkrankungen der Halswirbelsäule mit Beteiligung des Nervensystems erstmals aus der Sicht aller beteiligten Fachgebiete dargestellt. Anatomische und radiologische Besonderheiten der Region werden ebenso erklärt wie die klinische Diagnostik, die unter fachlich verschiedenen Gesichtspunkten erörtert wird. Einen großen Raum nimmt die Beschreibung therapeutischer Verfahren ein, die von der Manualtherapie über die konservative und operative Orthopädie und die Neurochirurgie bis zur Traumatologie und Rehabilitation von Tetraplegikern reichen.

Neuroorthopädie 2

Lendenwirbelsäulenerkrankungen mit Beteiligung des Nervensystems

Herausgeber: **D. Hohmann, B. Kügelgen, K. Liebig, M. Schirmer**
1984. 293 Abbildungen. XX, 588 Seiten
Gebunden DM 120,–. **Subskriptionspreis** (bei Abnahme beider Bände) Gebunden DM 96,–. ISBN 3-540-12219-2

In diesem Band werden die Erkrankungen der Lendenwirbelsäule mit Beteiligung des Nervensystems erstmals aus der Sicht aller beteiligter Fachgebiete dargestellt. Anatomische und radiologische Besonderheiten der Region werden ebenso berücksichtigt wie die klinische Diagnostik, die unter fachlich verschiedenen Gesichtspunkten diskutiert wird. Einen großen Raum nimmt die Beschreibung therapeutischer Verfahren ein, die von der Manualtherapie über die operativen Verfahren und die Chemonukleolyse bis zur Traumatologie und Rehabilitation reichen.

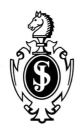

Springer-Verlag
Berlin
Heidelberg
New York
Tokyo